Krieg gegen den Körper

Marie Jakubek

Marie Jakubek

Krieg
gegen den Körper
Über Essen, Überessen und den Weg hinaus

Autobiografie einer Ess-Störung

DeBehr

Herausgeber: Verlag DeBehr, Radeberg
Erstauflage: 2022
ISBN: 9783987270246

Wenn Sie ein Buch lesen möchten, es aber noch nicht geschrieben wurde, müssen Sie es schreiben.
– Toni Morrison –

Dedicated to all human beings

– Radiohead –

Inhalt

Vorwort

Was bedeutet Krieg gegen den Körper? Krieg gegen den Körper heißt, sich permanent im Kampf mit sich selbst zu befinden. Es bedeutet, dass man sich selbst nicht so akzeptieren kann, wie man ist. Sich jeden einzelnen Tag um ein normales Leben zu bemühen. Sich keinen Moment der Schwäche zu erlauben. Immer darauf bedacht, konzentriert und achtsam bei der Sache zu sein. Denn nur ein kurzer Augenblick der Nachlässigkeit kann alle bisherigen Anstrengungen zunichtemachen. Krieg gegen den Körper heißt Erschöpfung bis hin zur Lethargie. Man lebt nicht, sondern man versucht, zu überleben. Der Anführer des Krieges kann viele Gesichter haben – bei mir hat er das Gesicht einer Essstörung.

Die sogenannte Binge-Eating-Störung habe ich etwa zehn Jahre lang mit mir herumgeschleppt. Ein unnötiger Ballast auf meinen Schultern, den niemand gebrauchen kann. Dabei sollte essen die normalste Sache der Welt sein. So wie atmen oder schlafen, laufen oder lachen. Für mich ist essen bzw. nicht essen für eine sehr lange Zeit der Lebensinhalt schlechthin gewesen. Die traurige Wahrheit ist, dass es nichts anderes gab, was mich eingehender beschäftigte, als dieses leidige Thema. Ich sehnte mich nach einem Leben voller Freude,

Erfüllung und Liebe. Was aber, wenn ich gar nicht weiß, was mich als Mensch ausmacht, wenn die Essstörung weg ist? Diese Frage habe ich mir oft gestellt, weil ich nämlich innerlich leer war und weil es nichts gab, was mich ansatzweise erfüllen konnte – außer das zwanghafte Essen. Nur die Kontrolle meiner Nahrungsaufnahme verschaffte mir Befriedigung. Während ich das schreibe, spüre ich die Verbitterung, die von dieser Erkenntnis ausgeht. Es ist traurig, wenn man ein so ausgelaugtes Leben führt, welches davon bestimmt ist, seine Nahrung stetig zu kontrollieren. Zumal eher ich größtenteils vom Essen kontrolliert wurde anstatt umgekehrt.

Mein Leben erschien mir ganz schön leer. Ich habe mich immer wieder aufs Neue verloren. Trotzdem hat mich eines nie verlassen: Die Hoffnung darauf, mich endlich selbst zu finden, kennen und lieben zu lernen und die Essstörung zu besiegen; ein für alle Mal.

Ich mache mir nichts vor. Ich werde nie wieder so unbeschwert ein Eis essen können wie vor der Zeit meiner Krankheit. Niemals ganz das schlechte Gewissen ablegen können, wenn ich ein Stück Schokolade esse. Eine Pizza mit Freunden genießen ohne den Gedanken, wie ich diese Sünde wieder ausgleichen könnte. Einmal essgestört, immer essgestört; so sagt man. Aber ich kann lernen, diesem Monster in meinem Kopf nicht länger Gehör zu schenken. Ich kann lernen, auf mich und meinen Körper zu vertrauen.

Ich möchte meine Geschichte erzählen, um mir diese prägende, tiefgreifende Erfahrung von der Seele zu schreiben. Wenn man in seinem eigens erschaffenen Gefängnis fast zugrunde geht, nimmt man seinen Tribut daraus mit. Ich möchte meinen und allen Angehörigen von Betroffenen so nahe wie möglich bringen, was es heißt, in der Sucht einer Essstörung gefangen zu sein. Auch wenn es fast unmöglich ist, als Außenstehender die meist unlogischen und wirren Gedankengänge einer essgestörten Person nachzuvollziehen, möchte ich dieses Dunkelfeld, soweit es geht, erleuchten. Ich möchte den Menschen Kraft schenken, die jedes Mal, wenn sich der Horrorakt eines Essanfalls wiederholt, nichts mit sich anzufangen wissen und am liebsten aufgeben möchten. Doch das wäre bloß der leichteste Weg, nicht der beste. Ich behaupte, dass absolut jeder auf diese Weise erkranken kann und anhand meiner Recherchen im Internet weiß ich, dass es sehr viele Menschen gibt, die sich dieser Sucht hilflos ausgeliefert fühlen. Ich glaube fest für alle Betroffenen daran, dass eine vollständige Genesung möglich ist. Man muss nur den Mut haben, diesen Weg auf sich zu nehmen und sich aus gewohnten Mustern zu lösen.
Auf der Suche nach hilfreicher Literatur zu dem Thema

Binge Eating und Essstörung in meiner Heilungsphase habe ich bislang nichts gefunden, was meinem Bedürfnis nach schonungsloser Offenheit und Emotionalität entsprochen hätte. Alles, was ich gelesen habe, war entweder eine medizinisch fachliche Abhandlung oder eine Aneinanderreihung von zumindest für mich wenig hilfreichen Verhaltensstrategien gegen die Suchtexzesse. Ich wollte etwas lesen, das von Herzen kommt; etwas Mutiges, Aufwühlendes, das von eigenen Erfahrungen berichtet und eine Geschichte erzählt. Deshalb möchte ich diese Lücke mit dem vorliegenden Werk füllen. Es ist mir von Herzen ein Bedürfnis, mit diesem Buch all jenen auf dieser Welt ein Geschenk zu machen, die nach Worten des Mutes und der Aufmunterung suchen und sich vielleicht von meinen Methoden der Heilung inspirieren lassen.

Meine Geschichte ist so gut wie jede andere dieser Art und doch einzigartig. Ich werde nichts beschönigen oder auslassen. Ich bin ein Freund der Wahrheit und Offenheit geworden. Meine Geschichte erzählt von einer zerrütteten Gestalt, die oft am Boden lag; von einem Wrack schierer Verzweiflung; von tiefschwarzen menschlichen Abgründen und von alles zerstörendem Selbsthass. Dies ist wie die Gruselgeschichte vom bösen Wolf, der hin und wieder kommt …

Sie malt gern Bilder von sich selbst

Und riesengroßen
Männern in einer
Zwergenwelt

Sie weiß Ge-
schichten die
sie nie erzählt
Die
meisten
davon
hat sie
selber
erlebt
Wie die
vom bö-
sen Wolf

Der hin und wieder kommt

Und jedes
Mal danach
von ihr ver-
langt

Dass sie
niemals ein
Sterbens-

wörtchen
sagt Weil er
sie dafür
sonst fürch-
terlich be-
straft

Wenn ihre
Mami sie in
den Arm
nimmt
Würde sie
am liebsten
weinen und
alles geste-
hen
Doch sie
hat Angst
und sie
schämt sich
Sie weiß
keinen Rat
und ver-
sucht weg-
zusehen
Wenn der
böse Wolf

hin und
wieder
kommt
Und je-
des Mal
danach
von ihr
verlangt
Dass sie
niemals
ein Ster-
benswört
chen sagt
Weil er
sie dafür
sonst
fürchter-
lich be-
straft

Sie ist so scheu wie ein Reh

Man nimmt sie
kaum wahr,
denn sie redet
nicht viel

Sie bleibt am
liebsten für sich
allein
Betet zu
Gott und
wünscht sich
dabei
Dass der böse
Wolf niemals
wieder kommt
Und mit festem
Griff um ihren
Hals verlangt
Dass sie keinem
ein Sterbens-
wörtchen sagt
Weil er sie da-
für sonst fürch-
terlich bestraft

– Die Toten Hosen –

Die Krankheit verstehen – Was ist Binge Eating?

Ehe man den Weg der Heilung beschreiten kann, ist es zunächst notwendig, das Störungsbild in seiner Komplexität zu verstehen.

Ich wusste sehr lange nicht, was eigentlich mein Problem war. Mit Anfang 20 war ich eigentlich "nur" ziemlich unzufrieden mit meiner Figur, wie es unglücklicherweise fast alle jungen Mädchen sind. Ich wollte unbedingt an Gewicht abnehmen, doch das gelang mir, wenn überhaupt, nur kurzfristig. Wenn ich mich ein paar Tage am Riemen reißen konnte, Sport gemacht und mich hauptsächlich von Salat ernährt hatte, war es nur eine Frage der Zeit, bis es zu einem Zusammenbruch meiner Diätregeln und Totaleskalation beim Essen kam. Beispielsweise gönnte ich mir eine ordentliche Portion Tortellini-Auflauf und eine Tafel Schokolade im Anschluss. Kein Problem, dachte ich mir. Das war jetzt das letzte Mal und morgen esse ich wieder nur Salat. Doch leider ließ das nächste Essgelage nie länger als ein bis zwei Wochen auf sich warten und nahm immer ausschweifendere bis hin zu krankhaften Ausmaßen an. Damit meine ich nicht ein weitgehend normales Vorkommnis, das sicher jeder von uns kennt. Ein leicht unangenehmes Völlegefühl, weil das Dessert im Restaurant noch bestellt werden musste, obwohl man nach dem Hauptgang schon satt war. Nein, wenn ich dem unbeschreiblich starken Essdruck erlag, stopfte ich mich regelrecht voll; und zwar mit derart unmenschlichen Mengen an fettigen, salzigen und zuckrigen Nahrungsmitteln, dass ich danach nur noch vor Bauchschmerzen gekrümmt im Bett liegen konnte; unfähig, mich zu bewegen. Im Anschluss daran habe ich mich fürchterlich geschämt und verurteilt. Auf der Suche nach einem Grund dafür, dass ich mich scheinbar nicht disziplinieren konnte, stieß ich beim Recherchieren im Internet auf die sogenannte "Binge-Eating-Störung", ein bislang beim gegenwärtigen Stand der Allgemeinbildung weniger bekanntes Krankheitsbild. Als ich mich mit den Symptomen vertraut machte, wurde mir umgehend klar: Volltreffer! Das ist genau das, was ich habe. Von dieser Feststellung an habe ich viele Jahre damit verbracht, die Vielschichtigkeit meiner Erkrankung vollständig zu verstehen und weitere Jahre, um einen langen Prozess der Gesundung inklusive Rückschläge zu durchlaufen.

Im Anschluss finden sich die wichtigsten Punkte und Denkweisen, welche die Essstörung Binge Eating meines Verständnisses nach ausmachen. Zusammenfassend unterscheidet sich die psychische Erkrankung der Binge Eating Disorder von der mental gesunden Nahrungsaufnahme oder dem gelegentlich versehentlichen Überessen durch folgende Merkmale, welche verdeutlichen, dass die Krankheit auf psychischer Ebene stattfindet:

1. Du leidest unter einer verzerrten Selbstwahrnehmung. Gegenüber anderen Menschen bist zu großzügig und gönnerhaft, aber dir selbst begegnest du meistens mit Ablehnung. Du kannst die hübscheste Frau weit und breit sein und dich trotzdem potthässlich finden. Oder sagen wir, du bist einfach optisch durchschnittlich, hast aber wie jeder Mensch, das gewisse Etwas und schöne Merkmale an dir. Trotzdem bist du felsenfest davon überzeugt, minderwertig, schäbig, nicht liebenswert und vor allem viel zu fett zu sein. Im Spiegel siehst du kein nettes Lächeln, keine glänzenden Haare, keine eleganten Beine, sondern nur die widerlichen Speckröllchen am Bauch und den dicken Hintern. Hässlich, wie du bist, hast du es nicht verdient, geliebt zu werden und musst deshalb dringend abnehmen, um endlich so was wie Akzeptanz zu erfahren. Außerdem bist du nicht nur hässlich, sondern auch dumm, kein Stück selbstbewusst und machst nur Fehler. Du hasst dich selbst, traust dich nichts und versinkst in Rückzug und Selbstmitleid. Durch dein Essensproblem wird dein ohnehin schon angeschlagenes Selbstwertgefühl noch stärker in Mitleidenschaft gezogen. Deine Glaubenssätze sind, zumindest dich selbst betreffend, durch und durch negativ behaftet.

2. Für gewöhnlich bist du bestrebt, deine Nahrungsaufnahme streng zu kontrollieren und/oder zu limitieren. Du planst voraus, was du isst, wann du isst und möglicherweise zählst du nach, wie viele Kalorien du zu dir nimmst. Lebensmittel sind nicht mehr zum Genuss da, sondern zu dem Zweck, deine körperlichen Ziele zu erreichen und dich dabei halbwegs zu sättigen. Oftmals wird die Nahrung exakt abgewogen, um sich bei der Einschätzung der Kalorienaufnahme um kein einziges Gramm zu vertun.

3. Womöglich machen dich spontane Restaurantbesuche nervös, weil du sie nicht eingeplant hast und diese einen Kalorienüberschuss in deiner Ernährung bewirken könnten. Auch die Teilnahme an sozialen Events wird zunehmend erschwert, da du für deine zum Teil schrägen, selbstgewählten Ernährungsauflagen beäugt werden könntest und dich vielleicht sogar rechtfertigen musst, warum du dieses und jenes nicht mehr isst. Unweigerlich führt dieses Problem auf lange Sicht zur sozialen Isolation.

4. Du beschäftigst dich nahezu zwanghaft mit den Themen Essen, Diäten, Rezepte, Kalorien, Nährstoffe, Bewegung und Sport. Deine Gedanken kreisen tagtäglich um nicht viel anderes und kehren ständig zu diesen

Themenfeldern zurück, weil du der Meinung bist, dass du deine Verhaltensweisen ständig optimieren musst, um noch schneller dein Ziel der Gewichtsabnahme zu erreichen. Du wirst zwar zum Ernährungsexperten, kannst dein Wissen aber nicht gewinnbringend für dich einsetzen, weil dein Zwang, Essen in Gut und Böse zu kategorisieren, dich stresst und von anderen Menschen abkapselt.

5. Anhand einer Metapher möchte ich die Diskussion verdeutlichen, welche du alltäglich mit dir selbst führst: Bildlich gesprochen sitzt zu deiner rechten Schulter ein Engelchen, während es sich zu deiner Linken ein Teufelchen bequem gemacht hat. Das Teufelchen symbolisiert den Genuss und die Leidenschaft, die du dir in Bezug auf das Essen (und vielleicht auch auf andere Dinge) verbietest. Das Engelchen hingegen verkörpert die Stimme des Kontrollzwanges, der dich zu unerbittlicher Askese auffordert. Für gewöhnlich hat das Engelchen das Teufelchen gut im Griff, sodass es dir nicht schwerfällt, deine Kontrollmechanismen aufrechtzuerhalten. Doch die Stimme des Teufelchens wird mit der Zeit immer lauter und du hörst ihm vermehrt zu, weil du es insgeheim vermisst, all die schmackhaften Dinge zu essen und viel wichtiger, dich einfach mal gehen zu lassen und deine Zwänge beiseite zu schieben. Sobald deine Selbstdisziplin bröckelt, befinden sich Engelchen

und Teufelchen in ständiger Diskussion miteinander und du wägst die Argumente von Für und Wider eines Essanfalls gegeneinander ab, bis du dem inneren Drang, dich deinen Bedürfnissen hinzugeben, nicht mehr standhalten kannst. Das Teufelchen gewinnt die Oberhand und wächst zu einem gigantischen Monster heran, welches das Engelchen verschlingt und dich gnadenlos in den Supermarkt fernsteuert, wo du dich mit großen Mengen an Genussmitteln für deinen nächsten Fressanfall eindeckst. An dieser Stelle könnte man sich fragen, warum du dir nicht einfach eine normale Portion einer leckeren Mahlzeit samt Nachtisch gönnst, um die Gelüste zu befriedigen. Ein gesunder Mensch würde das sicher hin und wieder tun, seine Lieblingsspeisen in den Ernährungsplan einzubauen. Aber wenn du krank bist, laufen die Gedanken in irrationalen Bahnen ab. Zum einen hast du dir deine Lieblingsspeisen so lange vorenthalten, dass du jetzt alles auf einmal essen willst, was du schmerzlich vermisst hast. Das Extrem des völligen Entzuges schlägt quasi um in das andere Extrem der Essattacke. Zum anderen ist es schließlich dein selbsterklärtes Ziel, niemals wieder die "bösen" Lebensmittel zu essen, um ein gesundes, fittes Leben zu führen. Da du jetzt einmal schwach geworden bist, solltest du also richtig zuschlagen. Jetzt ist sowieso alles egal. Noch ein allerletztes Mal sündigen, ehe du den Weg in ein "healthy life" mit den guten Lebensmitteln einschlägst. Der Grundsatz "Ganz oder gar nicht" bzw. Schwarz-oder-weiß-Denken ist charakteristisch für die Binge-Eating-Störung. Da es auf einen Tag des Fressens mehr oder weniger nicht ankommt, kannst du auch am Folgetag noch mal so richtig reinhauen.

Vielleicht auch am Tag danach usw., denn jetzt ist das Kind sowieso in den Brunnen gefallen. Du hältst dich für fett und dir ist alles egal. Bis aus einer eintägigen Ausnahme vielleicht ein mehrwöchig anhaltendes Stopfen geworden ist, ehe du dich erneut in der Nahrungsauswahl stark einschränkst, um die angefutterten Pfunde schleunigst loszuwerden. Weil du dich für dein Versagen, was das Abweichen von deiner Diät und der Kontrollverlust für dich darstellen, zu Tode schämst und verurteilst und das zusätzliche Gewicht deine Körperwahrnehmung beeinträchtigt, willst du so schnell wie möglich abnehmen und zu der Sicherheit deiner Kontrolle zurückkehren. Daher zielst du darauf ab, dich noch stärker zu disziplinieren. Du schraubst vielleicht die Kalorienzahl weiter hinunter oder reduzierst die Nahrungsmittelauswahl per se, um deinem Optimierungswahn gerecht zu werden. Bis diese unrealistische Kontrolle, die nicht aufrechterhalten werden kann, in die nächste Binge-Phase mündet und alles wieder von vorne beginnt. Dieser Teufelskreis aus Kontrollzwang, Kontrollverlust, Fressanfall, Scham und Schuld wird in der psychologischen Fachterminologie als Binge Guilt Cycle bezeichnet. Dieser ist untenstehend schematisch dargestellt.

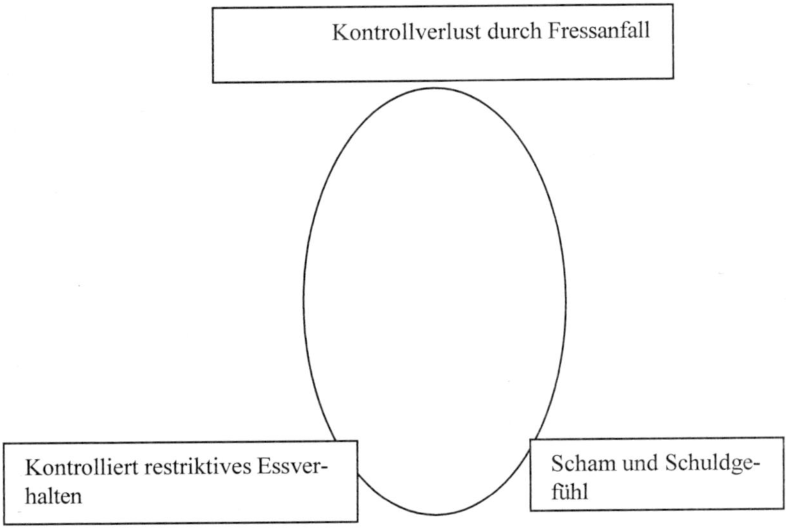

6. Dem Binge Guilt Cycle möchte ich noch einen weiteren Punkt hinzufügen. Im Rahmen meiner Recherche habe ich mich intensiv mit dem Thema Sucht auseinandergesetzt. Jede Essstörung hat einen gewissen Suchtcharakter und lässt sich mit den Grundmustern anderer Süchte vergleichen. Die ICD 11 (International Classification of Diseases) unterscheidet grundsätzlich

zwischen stoffgebundenen und nicht-stoffgebundenen Süchten. Stoffgebundene Süchte setzen die mentale und physische Abhängigkeit von einer Substanz voraus, die eine stimulierende oder beruhigende Wirkung durch Dopaminausschüttung im Gehirn hervorruft.

Beispiele dafür sind Alkoholismus, jegliche Art der Betäubungsmittel- oder Medikamentensucht, Nikotin- oder Koffeinabhängigkeit.

Nicht-stoffgebundene Süchte werden deklariert als sich wiederholende zwanghafte Verhaltensweisen, die nicht im Zusammenhang mit einer Substanz stehen und trotzdem die Dopaminrezeptoren durch Entspannung oder freigesetztes Adrenalin ansprechen. Darunter fallen u. a. Sexsucht, Spielsucht, und Esssucht.

Als Betroffene finde ich allerdings, dass Essstörungen im weitesten Sinne auch zu den stoffgebundenen Süchten gehören können. Denn was ist Essen anderes als eine Substanz aus einer Vielzahl an Molekülen, die beim Konsum eine Auswirkung auf das Gehirn haben? Wenn wir etwas besonders Zuckriges, Salziges oder Fettiges essen, löst dies einen chemischen Belohnungseffekt bei uns aus, da wir evolutionär auf hochkalorische und nährstoffreiche Speisen angewiesen sind, um zu überleben. Aus eigener Erfahrung kann ich sagen, dass bestimmte Lebensmittel sehr süchtig machen können. Demnach bin ich der Auffassung, dass die Problematik um Fressanfälle durchaus in die Kategorie stoffgebundene Süchte einzuordnen wäre. Einen sehr treffenden Vergleich las ich einst in einem Buch über Alkoholismus, in welchem ein Erkrankter versuchte, den Drang nach Alkohol zu beschreiben. Dieser Mensch schrieb, dass sich der sogenannte Suchtdruck nach der Substanz, welcher sich in der Phase der Abstinenz aufbaut, folgendem Gefühl nahekommt: Stell dir vor, du bist tagelang durch die Sahara gewandert, ohne einen Tropfen Flüssigkeit zu dir genommen zu haben. Du bist völlig ausgelaugt und fast verdurstet; deine Mundhöhle ist staubtrocken, sodass du unfähig bist, zu schlucken und plötzlich triffst du auf Zivilisation. In diesem Dorf reicht dir jemand eine eisgekühlte Karaffe mit frischem Wasser, doch du musst widerstehen, obwohl du dich mit allen Sinnen nach dem Getränk verzehrst. So fühlt es sich an, dem Suchtdruck zu widerstehen.

Suchtdruck steigt in der ersten Zeit der Abstinenz am stärksten kontinuierlich an, bis der Wendepunkt erreicht ist und er wieder absinkt. Suchtdruck kann im Laufe deines Lebens immer mal wieder durch verschiedene Trigger entstehen, sich aufbauen und wieder abfallen. Als Suchtbekämpfender sollte man um den Umstand wissen, dass man die Suchtdruckspitzen überstehen muss, da sie wieder von alleine abflachen. Doch viele Leute scheitern nicht nur einmal an den Höhepunkten der Suchtdruckkurve, da es sehr viel Durchhal-

tevermögen und Ablenkung verlangt, dem Drang nicht nachzugeben.
Konkludent zum Suchtdruck leiden Betroffene von Binge Eating und Bulimie unter Fressdruck. Auch hier kommt der Drang, sich mit Essen vollstopfen zu müssen, dem Drang nach einem eiskalten Getränk nach einer erschöpfenden Wanderung in der Hitze der Sahara gleich. Mit anderen Worten zerreißt dieses Gefühl einen praktisch, wenn man sich in solchen Momenten nicht zu helfen weiß. Hast du also keine für dich passende Strategie zur Hand, unterliegst du früher oder später dem Druck und endest in einem Fressanfall, genau wie der Alkoholiker im Saufgelage, der Spielsüchtige beim Verzocken seines Geldes usw.
Doch nicht nur das Nachgeben des Fressdrucks entspricht den Merkmalen einer Sucht, sondern auch das Hungern in der Phase der Essensrestriktion. Nahrungsentzug kann ein körperliches Hochgefühl auslösen. Man fühlt sich unschlagbar, weil man einer so elementaren Sache wie dem Essen entsagen kann und trotzdem funktioniert. Auch dieses Gefühl kann süchtig machen.
Es sollte deutlich geworden sein, dass die bestimmenden Faktoren von Essstörungen und Süchten sehr viel miteinander gemeinsam haben. In jedem Falle lohnt es sich, sich als Essgestörter mit den Eigenschaften von Süchten zu beschäftigen, um die eigene Krankheit zu

verstehen. Nachstehend inkludiert ist nun der Fressdruck im Binge Guilt Cycle:

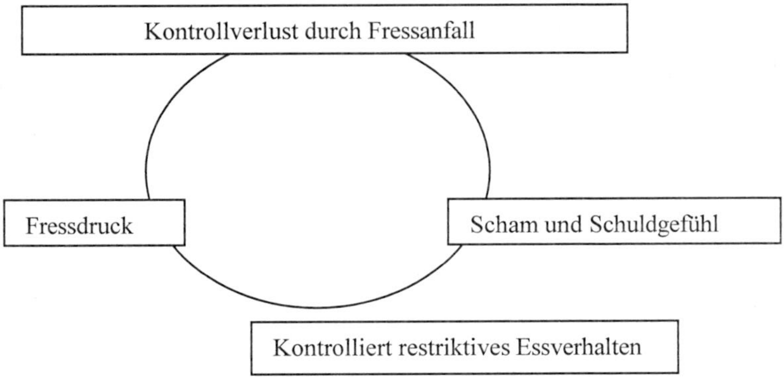

7. Kommen wir nun zum Ablauf eines Fressanfalls. Nehmen wir an, du konntest dem Fressdruck nicht standhalten und das Teufelchen auf deiner Schulter hat gesiegt. Irgendwas hat dich vielleicht getriggert, sodass du keinen Sinn darin siehst, deine anstrengenden Regeln länger aufrechtzuerhalten. Ab diesem Moment ist dein Verstand wie ausgeschaltet. Du bist total fremdbestimmt und kannst dich nicht länger davon abhalten, zu fressen. Du erlebst einen absoluten Kontrollverlust. Während eines Fressanfalls gegenzusteuern, ist verdammt schwierig bis nahezu unmöglich, eben weil du durch die Krankheit ferngesteuert bist. Es ist so, als ob die

dunkle Seite deiner Krankheit komplett von dir Besitz ergriffen und alle anderen Seiten in dir ausgeschaltet hat. Und so, wie ich es erfahren habe, beginnt ein Fressanfall mit dem Entschluss, ein Lebensmittelgeschäft aufzusuchen. Du begibst dich also zum Supermarkt oder zu nächtlichen Zeiten zur Tankstelle. In deinem Einkaufsladen landet alles, was du dir in deinem Diätplan niemals erlauben würdest. Sich selbst verarschen mit Salat oder gesunden Sachen, mit denen man sich vollstopft, funktioniert nicht. Ein Binge-Anfall würde niemals mit Obst und Gemüse stattfinden und damit kannst du dich auch nicht gewollt überlisten. Dein inneres Monster verlangt nach anderen Dingen: Pizza, Käse, Butter, Brot, Nudeln, Würstchen, Chips, Kekse, Kuchen, Schokolade, Gummibärchen, Eis, einfach alles. Hauptsache kalorienreich, fettig und viel Zucker. Dein Einkauf erweckt den Anschein, als könntest du eine vierköpfige Familie für eine Woche damit ernähren und so viel kostet er auch. Du karrst alles nach Hause, verschließt alle Türen hinter dir und machst das Handy aus. Nichts und niemand soll dich jetzt von deinem Vorhaben abhalten oder stören. Um weiterhin nicht nachdenken zu müssen, über das, was du dir antust, schaltest du den Fernseher ein und drehst ihn laut. Irgendein dämlicher Film muss jetzt herhalten, von dem man sich berieseln lassen kann. Zittrig vor Ungeduld reißt du die Packungen auf und verleibst dir

in Rekordzeit alles ein. Zuerst die herzhaften Sachen, die teilweise ungekocht oder halbroh gegessen werden, weil du keine Zeit und Lust hast, alles vernünftig vorzubereiten und herzurichten. Dann schlingst du die süßen Sachen hinunter, obwohl du jetzt schon mehr als satt bist. Auch wenn dir schlecht werden sollte, wird weiter gefressen, bis kein Krümelchen mehr übrig ist. Bei so einem Fressanfall innerhalb von kürzester Zeit an die 20.000 Kalorien zu sich zu nehmen, ist ein Leichtes. Mit Genuss hat das alles nichts zu tun. Die ersten Bissen findest du vielleicht noch himmlisch, weil du den Geschmack vermisst hast, aber nach kurzer Zeit schmeckst du nicht einmal mehr viel und spätestens dann, wenn die Bauchschmerzen anfangen, ist es mit der Freude am Essen ganz vorbei. Und trotzdem kannst du nicht aufhören, bis nichts mehr da ist. Das liegt daran, dass beim Binge Eating nicht um des Essens willen selbst gegessen wird, sondern um einerseits quälende Gedanken zu betäuben und andererseits um eine innere Leere zu füllen.
Unverarbeitete Emotionen, Selbstgeißelung in Gedanken und fest verankerte Angstzustände werden mit maßlosem Essen betäubt. Im Augenblick eines Fressanfalls fühlt man gar nichts. Man steht so sehr neben sich, dass alle Gedanken ausgeschaltet sind. Man erreicht einen Zustand der inneren Abwesenheit, der sehr angenehm sein kann für Menschen, die sich selbst perma-

nent herabwürdigen. Es handelt sich um eine Flucht aus der Realität und vor sich selbst.

Innere Leere entsteht, wenn du nicht dazu in der Lage bist, deinem Dasein einen Sinn zu geben. Es muss kein heroischer, alles im Glanz erstrahlender Sinn sein, sondern vielmehr die generelle Sinnhaftigkeit deines Lebens, welche oftmals in vielen Kleinigkeiten zu finden ist, und sei es nur etwas Banales wie die Empfindung von Freude beim Verschenken einer Blume. Doch ein Essgestörter hat in der Regel keinen sinnhaften Lebensinhalt bis auf seine Krankheit. Denn nur die ergibt in seinen Augen Sinn. Innere Leere durch Enttäuschungen im Leben taucht sicher bei jedem Mal auf, doch bei der Suchtpersönlichkeit ist sie so stark manifestiert, dass der vermeintlich einzige Weg, diese Leere zu füllen, die Droge ist; sprich beim Binge Eater das Vollstopfen mit Nahrung.

Wie kann Nahrung eine Droge sein? Weil wir ungestillte Bedürfnisse in uns tragen und Essen eine einfache Form der Bedürfnisbefriedigung darstellt. Essen kann Trost sein, weil es gut schmeckt und die Laune zumindest für einen Moment anhebt. Essen kann Stress abbauen, weil der Körper bei der Ausdehnung des Magens Signale der Entspannung aussendet. Essen stillt deinen Hunger, den du vielleicht mit der inneren Leere verwechselst. Doch egal, wie viel du frisst, du wirst die Leere niemals füllen können. Innere Leere kannst du mit (Selbst-)Liebe und Sinngebung füllen, aber nicht mit Essen. Das Fressen verschafft vielleicht vorübergehend Erleichterung, aber das Loch in deiner Brust klafft nach wie vor weit auseinander und giert nach mehr. Du wirst niemals satt.

Genau das spürst du nach dem Ende eines Essanfalls. Dein Bauch wölbt sich wie bei einer Hochschwangeren stark nach vorne. Dir ist speiübel. Deine Ohren rauschen von der Masse an Blutzucker in deinem Organismus. Du kannst kaum aufrecht gehen, weil du so voll bist. Du hast Sodbrennen und deine Bauchdecke ist bis zum Zerreißen gespannt. Du schämst dich zu Tode. In Embryonalstellung liegst du auf der Couch und willst dich nur noch verkriechen, aber verdammt … Du bist emotional einfach nicht satt!

Weil du diesen unersättlichen Hunger spürst, kann es sein, dass du trotz deines bis zum Bersten gefüllten Magens erneut ein Lebensmittelgeschäft aufsuchst, um dich noch mal vollzufressen. Denn schließlich ist ja heute der letzte Tag der Sünde. Morgen willst du ja wieder zurück zu deiner Diät. Denn morgen ist der Neubeginn und du startest ganz sicher endlich mit dem gesunden Lebenswandel. Deshalb muss das heute der letzte Fresstag gewesen sein. Du wirst ab morgen nie wieder Schokolade oder andere Süßigkeiten essen. Aufgrund dessen musst du heute noch mal alles mit-

nehmen, was geht. So kann es sein, dass man an einem Tag mehrfach einkaufen geht und Essanfälle durchlebt. Ich für meinen Teil habe es so gehalten, dass ich an einem besonders schlechten Tag vielleicht vier verschiedene Supermärkte heimgesucht habe, weil mir mein Verhalten vor den Kassiererinnen peinlich war und ich befürchtete, jemand könne mich durchschauen, wenn ich mehrfach täglich eine ganze Ladung an Pommes, Cola und Co über die Theke wandern lasse.
Und wie fühlst du dich nach der Essattacke? Einfach nur erbärmlich. Du schwitzt, stinkst, hast Blähungen, in deinen Verdauungsorganen rumort und gluckert es. Du kommst dir vor wie eine menschliche Müllhalde. Außerdem ist es tatsächlich möglich, innerhalb von wenigen Tagen mehrere Kilogramm an Gewicht zuzulegen. Bei dem Fresstempo kein Wunder, schließlich kannst du an einem Tag verdrücken, was ein normaler Mensch in einer Woche nicht schafft. Du erniedrigst dich für dein Scheitern. Deine Essanfälle sind für dich im Nachhinein jedes Mal eine Katastrophe. Die Schuldgefühle sind überwältigend und alles andere überschattend. Du vergehst vor Selbsthass und kannst dir nicht das Geringste an Achtung entgegenbringen. Wie zur Hölle sollst du deiner Familie und deinen Arbeitskollegen unter die Augen treten? Bestimmt werden sie dir ansehen, was los ist. Du hast von niemandem Respekt und Liebe verdient, schäbiges Stück Scheiße.

So in etwa laufen deine Gedanken ab, wenn du dich scheltest. Schade, denn wenn dir klar wäre, dass du ein armer, traumatisierter Mensch bist, der vom Leben gebeutelt und von innerer Leere gequält wird, wärst du bestimmt nicht so hart zu dir. Doch diese Hintergründe sind dir natürlich nicht bewusst. Du weißt nur, dass du tierischen Heißhunger hast und fürchterliche Essanfälle, die du mit Diäten und Sport zu kompensieren versuchst. Eine Essstörung lebt von der Unbewusstheit. Sobald du dir Gedanken über dich selbst machst und Erkenntnisse über das Warum gewinnst, ist der erste Schritt in Richtung Heilung getan. Aber leider fährt man ziemlich gut damit, die Beweggründe für eigenes Verhalten zu verdrängen, im Außen zu suchen und zehntausendmal hintereinander denselben falschen Weg einzuschlagen, der zu denselben miesen Resultaten führt.

8. Bei der Binge-Eating-Störung nach ICD10 handelt es sich um eine atypische Form der Bulimia nervosa. Atypisch deshalb, weil man wie bei der Bulimie von Essattacken heimgesucht wird, jedoch keine Gegenmaßnahmen ergreift, um diese rückgängig zu machen. Bei der klassischen Bulimia nervosa wird im Nachhinein gekotzt. Beim Binge Eating bleibt die Nahrung im System. Nun gibt es noch zahlreiche Mischformen. Ich habe zum Beispiel nicht erbrochen, aber ganz oft durch

Wasserfasten oder übertriebene Sporteinheiten Kalorienreduzierung betrieben, um den Essanfällen gegenzusteuern. Manchmal war ich so am Ende, dass ich einfach nichts getan habe, um einer Gewichtszunahme entgegen zu wirken. Man sieht also, dass man sich nicht unbedingt in eine Schublade pressen lassen muss. Essstörung bleibt Essstörung und im Grunde ist es für den Betroffenen unwichtig, ob man in einer Mischform steckt oder dem
klassischen Stereotyp entspricht. Die Psyche leidet so oder so.

Binge Eating hat nichts mit einem schwachen Willen oder mangelnder Disziplin zu tun. Es handelt sich um eine ernsthafte psychische Erkrankung. Wie oft ich mir von weniger empathischen Personen anhören musste: "Dann iss halt weniger" oder "Reiß dich gefälligst am Riemen". Damit ist es nicht im Ansatz getan und wer solche Ratschläge erteilt, hat die Krankheit nicht verstanden. Als Binge Eater kannst du an sechs Tagen in der Woche der disziplinierteste Esser der Welt sein und am siebten Tag folgt der große Zusammenbruch. Diese Krankheit ist ja gerade geprägt von dem Wechselspiel aus stählerner Kontrolle und eskalativem Kontrollverlust. Du hast keine Chance, nein zu sagen. Du bist wie in Trance und kannst dich im entscheidenden Moment

nicht steuern. Du kannst nichts dafür. Punkt.
Ebenso wenig ist einem damit geholfen, nur noch unter Aufsicht mit anderen Leuten gemeinsam zu essen. Fressanfälle finden aufgrund des damit verbundenen Schamgefühls nur heimlich und allein im stillen Kämmerchen statt. Niemand will dabei beobachtet werden, wie er sich wie ein Schwein alles reinpfeift, was ihm zwischen die Finger kommt. Du kannst dreimal am Tag mit deiner Familie feste Mahlzeiten einhalten und dich trotzdem zurückziehen fürs heimliche Fressen. Die Krankheit findet einen Weg. Niemand kann rund um die Uhr beaufsichtigt werden und das kann meiner Meinung nach auch nicht die Lösung sein.
Als Essgestörter definierst du dich selbst über dein Essverhalten und wenn du deine Vorgaben nicht einhalten kannst, ist das das Allerschlimmste für dich. Dein Gewicht und die Waage bestimmen, wie du dich fühlst. Dein Tag besteht aus Kalorienzählen, Mahlzeiten planen und Sport. Du weißt nicht mehr, wer du eigentlich bist, weil dein ganzes Leben nur noch vom Thema Essen und Abnehmen bestimmt ist. Du belügst dein Umfeld, um deine Regeln befolgen zu können. Du bist besessen davon, die beste Version aus dir selbst zu machen. Doch alles, was du mit deinem Drang nach Perfektionismus erreichst, ist die sukzessive Selbstzerstörung. Binge Eating ist ein Arschloch.

Es folgt nun beispielhaft eine Geschichte über den Ablauf und die Gedanken bei einem typischen Essanfall, wie er mir unzählige Male passiert ist.

*

Weil heute sowieso ein Scheißtag ist und ich seit Tagen nur fresse, kann ich das genauso gut auch heute weiter fortführen. Heute Morgen aufgewacht mit aufgedunsenen Wangen und einem Blähbauch. Der Körper dehydriert von den Tonnen an Lebensmitteln, die in mir stecken. Ich fühle mich verkatert, als hätte ich drei Tage durchgesoffen. Egal, egal, egal – heute ist alles egal. Versagt habe ich ohnehin schon. Jetzt kommt es nicht mehr darauf an, wie lang sich die Spanne des Versagens hinzieht. Zum dritten Mal fahre ich an diesem Tag in einen anderen Supermarkt, um meine Kauf- und Esswut vor den Kassierern aus Supermarkt eins und zwei zu verbergen. Denn peinlich ist es mir ja doch. Im Supermarkt schmeiße ich alles in den Wagen. Eis, Chips, Schokolade, Pizza, Gummibärchen, Brötchen, Butter, Käse, Stuten, Nutella, Leberwurst, Mettwürstchen, Salamis, gesalzene Cashewnüsse, Zitronenkuchen, Schoko-Cookies, Aufback-Brezeln, Pommes. Nichts ist vor mir sicher. Bei dem Gedanken daran, diese Speisen zu vertilgen, läuft mir das Wasser im Mund zusammen. Seit Wochen habe ich mich gegeißelt und mich praktisch nur von Obst, Gemüse und magerem Fleisch ernährt. Jetzt befinde ich mich in der Phase des Schlemmens. Massephase. Muss auch mal sein. Ich denke einzig und allein daran, wie die Speisen schmecken und auf meiner Zunge zergehen. Für nichts anderes ist Platz in meinem Kopf. Kann der alte Sack an der Kasse nicht mal schneller sein verdammtes Geld aus der Tasche kramen? Himmelherrgott noch eins, ich hab es eilig! Ich will nach Hause, mich einigeln und futtern. Ich bilde mir ein, dass die Kassiererin mir schräge Blicke zuwirft, als sie meine fettigen und zuckrigen Nahrungsmittel über das Band zieht. Aber nein, warum sollte sie das tun. Achtzig Prozent der Deutschen kaufen diesen Müll regelmäßig. Nur mit dem Unterschied, dass dieser Einkauf bei jedem anderen für eine Woche reicht und nicht für zwei Stunden, wie das bei mir der Fall ist. "Das macht dann 51,63 Euro, bitte". Ja, klar. Wieder einen Haufen Kohle in meine Gelüste investiert. Was soll's. Noch komme ich klar mit meinem Geld. Einkäufe einpacken und ab nach Hause. Ich halte es einfach nicht aus. Noch im Auto reiße ich die Packung Kekse auf und stopfe mir beim Ausparken die ersten beiden in den Mund. Lecker. Dann noch mehr Kekse. Schön knusprig und schokoladig. Bevor ich zu Hause bin, ist die Kekspackung leer. O. k., was als Nächstes? Mit einer Hand krame ich suchend in der Einkaufstüte, die auf dem Beifahrersitz steht, während ich mit der anderen Hand zittrig vor Ungeduld lenke und beinahe in den Bus fahre, der mir entgegenkommt. Der Busfahrer hupt mich ärgerlich an. Genervt von dem stressigen Verkehr suche ich etwas Salziges zum Ausgleich: Mettwürstchen. Ungeduldig reiße ich die Verpackung auf und stopfe mir die Mettwürstchen nacheinander in den Mund. Jesus, sind diese Fetttröpfchen in den Würstchen schmackhaft. Jetzt bin ich zu Hause, schaffe es aber noch schnell, vor dem Aussteigen die letzte der sechs Mettwürstchen zu verschlingen. In meiner Wohnung stelle ich den Ofen an und packe die Pizza und die Pommes auf das Backbleck. Puh, ich halte es nicht aus, zwanzig Minuten zu warten, bis das Zeug fertig ist. Also schmiere ich mir schon mal zwei Brötchen und belege diese fett mit Käse. Innerhalb von fünf Minuten ist alles weg. O. k., eine Tüte Gummibärchen schaffe ich noch, bis die Pizza fertig ist. Und rein damit. Mein Magen dehnt sich so langsam. Doch dank jahrelangem Training dauert es ziemlich lange, bis ich nichts mehr essen kann. O. k., die Pizza ist zwar erst so halb fertig, aber das macht mir gar nichts. Ich kann jetzt nicht mehr warten, bis alles gut durch und knusprig ist. Der Käse ist schon zerlaufen, das muss reichen. Ich habe nicht einmal mehr Zeit, um einen Teller aus dem Schrank zu nehmen. Ich verbrenne mir die Lippen und die Zunge an der heißen Pizza, aber es kümmert mich nicht. Mein armer, ge-

schundener Körper kümmert mich nicht. Ich esse mechanisch, ohne viel zu schmecken, Pizza und Pommes abwechselnd und durcheinander. So. Jetzt im Anschluss etwas Süßes. Obwohl ich voll bin bis oben und mir speiübel ist, lasse ich es mir nicht nehmen, den saftigen Zitronenkuchen zu probieren. Aus probieren wird aufessen. Zack und weg. Mein Bauch tut so weh, dass ich mich nicht mehr bewegen kann. Mir ist zum Kotzen. Und trotzdem muss ich unbedingt den Stuten mit Leberwurst testen. Darauf habe ich mich schließlich schon die ganze Zeit gefreut. Also her damit. Puh, mehr als zwei Stücke mit dick und fett Butter und Leberwurst schaffe ich aber wirklich nicht mehr. Die Grenze meiner Nahrungsaufnahme ist endgültig erreicht. Verdammt, mir tut alles weh. Mein Bauch fühlt sich an, als würde er jeden Moment entzweireißen. Scheiße. Ich halte einen Moment inne. Warum tue ich mir das an? Warum bin ich so schwach, dumm und ignorant? Ich hasse mich. Ich bin nichts wert. Ich kann nichts. Nicht einmal meine Nahrungsaufnahme kontrollieren. Am liebsten würde ich jetzt kotzen. Aber selbst dazu bin ich zu blöd. Das darf mir nie, nie wieder passieren! Frustriert schmeiße ich den restlichen Stuten und die Leberwurst in den Müll. Davon will ich nichts mehr sehen.
O. k., die Party heute Abend bei Lisa kann ich vergessen. Ich bin total unbeweglich und dick durch die Es-

sensmengen in meinem Körper. Ich bin froh, wenn ich es noch ins Bett schaffe und mich nicht mehr bewegen muss. Am liebsten würde ich nie wieder aufstehen.

Wer mit Ungeheuern kämpft, mag zusehen, dass er nicht dabei zum Ungeheuer wird. Und wenn du lange in einen Abgrund blickst, blickt der Abgrund auch in dich hinein.

– Friedrich Nietzsche –

Psychische Ursachen für die Entstehung einer Essstörung

Es ist unglaublich zeitintensiv und nicht besonders angenehm, sich mit den belastenden Phasen seiner Vergangenheit zu beschäftigen. Hinter jeder Sucht stecken unverarbeitete Gefühle, Ängste oder Erlebnisse, die sich durch die Sucht einen Weg in die Selbstbestimmtheit erkämpfen wollen. Deshalb ist es wichtig, all diesen unterdrückten Empfindungen endlich Aufmerksamkeit zu schenken. Ich möchte im Folgenden beispielhaft die Geschichte meiner Suchtentstehung erzählen. Dazu muss ich ein bisschen weiter ausholen, denn die Ursprünge finden sich in meiner frühen Kindheit und in meinen Erbanlagen.

Ich habe eine angeborene Hochsensibilität. Was dieser Begriff bedeutet:

Hochsensible Menschen besitzen im Vergleich zu anderen Menschen eine ausgeprägte Wahrnehmungsfähigkeit. Das bedeutet, dass diese Menschen ständig einer intensiven Flut an Sinneseindrücken ausgesetzt sind und sich häufig Erholungszeiten mit absoluter Ruhe einräumen müssen, um eine Reizüberflutung zu vermeiden. Häufig werden die Wahrnehmungen hochsensibler Menschen von Außenstehenden abfällig als

Trugschlüsse oder Übertreibungen deklariert. Dies ist aber nicht der Fall, da Menschen mit einer weniger ausgeprägten Wahrnehmung einfach weniger sehen, riechen, schmecken, fühlen und hören als die Hochsensiblen unter uns. Kurz gesagt ist die Auffassungsgabe der Hochsensiblen stärker ausgeprägt als bei Menschen mit einer normalen Ausprägung der Sensibilität.

Genetisch vererbt wurden mir diese Charaktereigenschaften von meinem Vater. Dieser wuchs in einer Großfamilie mit fünfzehn Geschwistern auf; darunter Halbgeschwister und Stiefgeschwister. Die Mutter meines Vaters heiratete zweimal und brachte alle paar Jahre ein neues Kind zur Welt. Dazu kamen die Kinder ihres zweiten Ehemannes aus erster Ehe, welche ebenfalls versorgt werden mussten. Ich kann mir vorstellen, dass meine Großmutter zeitlich gar nicht allen Kindern gerecht werden konnte. Als der Halbbruder meines Vaters mit achtzehn Jahren an Leukämie starb, versank sie in einem Sumpf aus Trauer und konnte weniger denn je für ihre Kinder da sein. Ich vermute, dass diese Familienkonstellation aufgrund fehlender Rückzugsmöglichkeiten und Vernachlässigung von den Eltern für einen hochsensiblen Menschen wie meinen Vater äußerst schwierig war. Vermutlich war er nicht der einzige Hochsensible in seiner Familie, denn es ist auffällig, dass unter den Geschwistern meines Vaters diverse

mentale Krankheiten ausbrachen: Depressionen, soziale Phobien und stoffgebundene Süchte.
Es ist tückisch, hochsensibel zu sein. Denn wenn man nicht um diesen Umstand weiß und auf seine speziellen Bedürfnisse Rücksicht nimmt, fragt man sich ständig, was mit einem nicht in Ordnung ist. Diese Selbstzweifel können leicht dazu führen, dass man sich in eine Sucht flüchtet. Auch bei meinem Vater ist es so gekommen. Er ist seit seinen Mittzwanzigern alkoholkrank. Zudem weiß ich von meiner Mutter, dass er immer schon unter starken Selbstzweifeln litt und den Alkohol missbrauchte, um sich gewappnet zu fühlen für die Herausforderungen des Lebens. Anfangs trank er nur vor oder während sozialer Veranstaltungen und Feierlichkeiten, um ungehemmter zu sein und dem gesellschaftlichen Erwartungsdruck standhalten zu können. Ich glaube, er hatte Angst davor, den allgemeinen Annahmen, er sei ein humorvoller, geselliger Ehemann, durch seinen eher ruhigen, menschenscheuen Charakter nicht entsprechen zu können und mithilfe des Alkohols fiel es ihm vielleicht einerseits leichter, aus sich herauszukommen. Andererseits war es ihm wahrscheinlich gleichgültiger, was Leute von ihm dachten. Später gewöhnte er sich an, täglich zu Hause nach der Arbeit zu trinken. Aus einem Feierabendbier wurden zwei, drei, fünf, elf, bis er sich charakterlich stark veränderte und seiner Krankheit vollkommen ausgeliefert war.

Als ich noch klein war, war mein Papa für micl Größte. Er war mein Held, mein Beschützer, mein ter Freund und ich wollte ihn um jeden Preis heira So sehr geliebt habe ich ihn. Er war albern und machte viele Späße. Ich erinnere mich daran, wie er mit mir gespielt hat. Dabei war er immer wild und übermütig, ganz nach meinem Geschmack. Er schmiss mich durch die Gegend, als wäre ich ein schwereloses Kissen; trug mich kopfüber wie einen Kartoffelsack durch die Wohnung; spielte mit mir Fangen, bis ich nicht mehr laufen konnte, hielt meine Hand beim Geisterbahnfahren und kitzelte mich, bis ich nur noch atemlos um Luft ringen konnte vor Lachen. Es war herrlich. Ich habe es geliebt. Es tat mir unglaublich weh, ihn zu verlieren und zu sehen, wie er an dem Alkohol zugrunde ging; dieser wunderbare, lustige, liebevolle Vater. Das Urvertrauen, welches maßgeblich in der Kindheit geprägt wird, wurde bei mir also schon sehr früh verletzt. Trotzdem versuche ich, wenn ich heute an Papa denke, mich an unsere schöne gemeinsame Zeit zu erinnern, in der ich ihn noch nicht mit der Alkoholsucht teilen musste.

Ich habe immer gewollt, dass Papa stolz auf mich ist. Ich habe als Kind gespürt, dass er mir entglitt, weil er mir immer weniger und seiner Sucht immer mehr Aufmerksamkeit schenkte.

Es war furchtbar zu wissen, dass er sich von mir Stück für Stück entfernt, ohne dass ich etwas dagegen unternehmen konnte. Ich war macht- und hilflos zugleich. Dabei sehnte ich mich zurück zu der Zeit, als alles noch gut war zwischen uns. Deshalb versuchte ich mit allen Mitteln, perfekt zu sein. In der Schule bemühte ich mich, so oft es ging, eine Eins zu schreiben, damit Papa stolz auf mich war. Es machte mich auch froh, Mama stolz zu machen, aber insgeheim hoffte ich, mit meinen schulischen Leistungen Papa aus der Reserve zu locken. Was natürlich nicht funktionierte.

Er hatte keine Zeit und keinen Mut, um für mich und meine Schwester Sophie da zu sein. Er zog sich lieber zurück und trank – um das Wissen um seine eigenen Unzulänglichkeiten zu begraben. So kam es, dass er immer seltener an gemeinsamen Aktivitäten teilnahm. Er ging nicht mehr mit uns in den Zoo, begleitete uns nicht mehr zu Familienfesten, half uns nicht mehr beim Ostereiersuchen. Ich erinnere mich an zahlreiche Situationen, in denen ich mir wünschte: Wenn Papa das jetzt sehen könnte. Ebenso zahlreich waren die Verabredungen mit ihm, die angeblich aufregenden Unternehmungen, welche er uns versprach und im letzten Augenblick doch absagte.

Ich kann nicht mehr sagen, wie oft er mir, Sophie oder Mama felsenfest versprach, nie wieder einen Tropfen Alkohol anzurühren und endlich ein guter Vater zu sein. Jedes Mal waren wir enttäuscht, wenn wir weggesperrt in einem Schränkchen oder versteckt unter einem Bett die Bierflaschen fanden. Es war immer wieder wie ein Schlag ins Gesicht, wenn man versehentlich gegen einen Karton stolperte und darin die Flaschen gegeneinander klirren hörte. Und trotzdem hatten wir Hoffnung. Hoffnung darauf, dass er es doch irgendwie schaffen könnte, aufzuhören. Wahrscheinlich war das der Grund, warum Mama wider besseres Wissen mit dem Erbe ihres verstorbenen Vaters ein Haus mit Papa kaufte. Als Neubeginn und Versinnbildlichung ihrer Hoffnung auf eine Rettung der Ehe. Unsere Hoffnung war auch der Grund, warum wir meinen Vater gegen die Außenwelt abgeschirmt und geschützt haben. Denn schließlich wollten wir nicht, dass er vor anderen in Ungnade fiel. Wie sollten wir erklären, dass bei einer Schulaufführung alle Elternteile anwesend waren, nur mein Papa nicht? Dass er aus unerfindlichen Gründen trotz vorheriger Zusage beim Weihnachtsessen fehlte? Ich weiß nicht mehr, was wir uns haben alles einfallen lassen, aber Mama war nie um eine Ausrede verlegen. Viele, viele Jahre hat sie versucht, die Sucht meines Vaters zu verstecken und hat seine Abwesenheit vor anderen Leuten gerechtfertigt. Neugierige Fragen wurden im Keim erstickt. Wir als Familie bewahrten nach außen hin Stillschweigen über Papas

Probleme, nicht zuletzt aus Scham, aber auch, um ihn zu schützen. Wenn er zu betrunken war, um sich Nachschub an Bier zu holen, fuhr Mama eben los und kaufte welches für ihn an der Bude. Wenn er besoffen war und vor Sophies oder meinen Freunden Stuss daher redete, lachten wir nur verlegen und gingen mit unseren Freunden schleunigst nach draußen, wo wir schnell für Ablenkung sorgten. Dieses Verhalten nennt man Co-Abhängigkeit. Wir waren jahrelang co-abhängig und trugen dabei das Leid meines Vaters mit auf unseren Schultern, ohne es zu merken. Dieses ständige Verheimlichen und Ausreden erfinden hat einen Teil von uns kaputtgemacht und meinem Vater seine Sucht erleichtert.
Irgendwann war Schluss mit der Co-Abhängigkeit. Nämlich als die psychische Gewalt in unserer Familie ihren Höhepunkt erreichte und unerträglich wurde. Ich würde nicht meinem Vater den alleinigen schwarzen Peter zuschieben. Mich belastete viel mehr die Kombination aus Streit, Gewalt, Angst, Ungewissheit und Stress und die Tatsache, dass dieser Teufelskreis sich ständig wiederholte ohne Aussicht auf ein Entkommen.
Es entbrannte allabendlicher Streit zwischen meinen Eltern, weil mein Vater sich mittlerweile so exzessiv einen hinter die Birne kippte, dass er oft in der Unterhose mit dem Bier und einer glimmenden Zigarette in der Hand auf der Couch einschlief, sich bepisste und

dabei Brandlöcher in das Leder der Sitzmöbel drückte. Ich habe dieses Bild jetzt noch genau vor Augen: Mein ehemals stolzer, schöner Vater, wie er jämmerlich da liegt, in seiner eigenen Pisse. Dem körperlichen Verfall ausgeliefert. Es war furchtbar, ihn so zu sehen. Es war abstoßend und erniedrigend, aber hauptsächlich machte es mich wütend, dass er sich so verkommen ließ. Warum hatte er nicht die Kraft, für sich und seine Familie zu kämpfen? Die einzige Antwort, die ich darauf fand, war die, dass er uns nicht genug liebte und wir es nicht wert waren.

Ein weiterer Grund für Streit war, dass meine Eltern versuchten, gemeinsam die Dachdeckerfirma meines Vaters am Laufen zu halten, welche sie schon lange gemeinsam leiteten. Dass das zunehmend schwieriger bis unmöglich wurde, versteht sich von selbst. Wie hätte es jemals klappen können, dass Mama ohne auszurasten abends mit meinem betrunkenen Vater eine Rechnung schreibt und sich dabei dauerhaft beleidigen lässt? Ich weiß noch genau, wie seine Stimme klang, wenn er zu viel getrunken hatte und in Streitlaune war. Verwaschen und mit einem grollenden Unterton, der nichts Gutes zu verheißen mochte. Dabei schoss er ständig Beleidigungen in Richtung meiner Mutter, die das irgendwann nicht mehr aushalten konnte, ihn wie eine Irre anschrie und Geschirr durch die Gegend schmiss. Während zahlreiche Teller zu Bruch gingen, versteckten meine Schwester und ich uns vor Angst zitternd und weinend in unseren Zimmern und hofften, uns Halt suchend aneinanderklammernd, dass der Streit einfach nur aufhört, ohne dass unsere geliebte Mutter Schaden nimmt. Wir hatten irgendwie immer nur Angst um Mama. Diese Momente auszuhalten und abzuwarten, war das Allerschlimmste für uns. Irgendwann, nach einer gefühlten Endlosigkeit, war endlich Ruhe. Doch diese starke Angst um die geliebte Mutter sollte kein Kind regelmäßig ertragen müssen. Manchmal, wenn ich es nicht aushielt, bin ich aus dem Kinderzimmer gerannt und habe mich wutentbrannt auf Papa gestürzt, damit er Mama endlich zufriedenließ. Wie eine Irre habe ich an ihm gezerrt und versucht, ihn aus unserer Wohnung zu schubsen. Gebracht hat das meistens nichts. Papa schob mich einfach beiseite und setzte seine Sticheleien fort. Wie ausgeliefert und ohnmächtig man sich in solchen Situationen schon als junger Mensch fühlen kann, ist unbeschreiblich.

Ich erinnere mich an eine Situation, in der ich besonders viel Angst davor hatte, neben meinem Vater auch noch meine Mutter zu verlieren. Als ich eines Abends von einer Freundin nach Hause kam, saß Mama am Küchentisch und trank klaren Korn direkt aus einer Schnapsflasche. Ohne Glas kippte sie einen Schluck nach dem anderen hinunter. Als ich sie fragte, was sie da tue, sagte sie: „Ich zeige deinem Vater, wie es ist,

mit einer Alkoholikerin klarzukommen." In diesem Moment brach alles in mir zusammen. Ich dachte nur voller Verzweiflung: Nein, nicht du auch noch! Meinen Vater hat diese Aktion natürlich wenig interessiert. Ihm war doch sowieso schon alles scheißegal. Meiner Schwester und mir allerdings nicht. Mama war das Einzige, worauf wir uns verlassen konnten. Unsere einzige Konstante im Leben. Wir liebten sie abgöttisch. Und dann fing sie augenscheinlich an, den gleichen Weg wie Papa einzuschlagen. Ich rannte ins Kinderzimmer und heulte wie ein Schlosshund. Sophie tat es mir gleich. Ich finde keine Worte, um die Angst und Verzweiflung zu beschreiben, die wir in diesem Moment fühlten. Uns kam es einem Weltuntergang gleich. Wir waren von Gott und der Welt verlassen. Mit unseren kindlichen Gemütern konnten wir nicht verstehen, dass es sich bei der Aktion mit der Schnapsflasche nur um eine Verzweiflungstat meiner Mutter handelte, die bei ihr zum Kater und bei Papa zu absoluter Gleichgültigkeit geführt hat. Für Sophie und mich war es wie das Ende unserer Existenz. Wir starben vergleichsweise einen kleinen Tod. Wir waren für immer verloren und mutterseelenallein auf der Welt.
Immerhin gab es keine nennenswerte physische Gewalt in unserer Familie. Hin und wieder hatte Mama ein blaues Auge, aber das kam wirklich selten vor. Ein einziges Mal hat Papa mich verprügelt. Ich bin heilfroh,

dass es nur ein einziges Mal passiert ist, denn die Tatsache, dass ich mich an alle Einzelheiten erinnere, deutet auf die seelischen Narben hin, welche körperliche Gewalt hinterlässt. Das war so: Nach einer harmlosen Zankerei mit meiner Schwester kam Papa wie von der Tarantel gestochen ins Kinderzimmer gestürmt. Er brüllte mich an: "Ich habe dir doch so oft gesagt, dass du als Ältere die Verantwortung hast!" Das war sein Standardspruch, um eine Schuldzuweisung vorzunehmen. Er ergriff einen Plastikschlauch von einem Blasebalg und schlug damit wie ein Wahnsinniger auf mich ein. Er traf meinen Rücken, meine Arme, mein Gesicht und meine Beine. Das tat irre weh, aber viel schlimmer als das Brennen auf meiner Haut waren die Schmerzen in meiner Seele. Es dauerte zum Glück nicht lange. Mama bekam mit, dass Papa mich verprügelte, eilte sofort herbei und entriss ihm den Schlauch, mit dem er auf mich eindrosch. "Du fasst nie wieder meine Tochter an! Und wenn doch, bringe ich dich um!", schrie sie. Er hat sich daran gehalten und nie wieder seine Wut auf sich selbst durch Handgreiflichkeiten an mir oder Sophie ausgelassen. Psychische Gewalt war ohnehin viel eher sein Ding.

Entweder nahm er uns nicht ernst, lachte uns aus, verdrehte die Augen über unsere kindlichen Forderungen nach Glück oder verspottete uns. Seine andere aggressive Seite ließ er hauptsächlich im alkoholisierten Zustand durch Beleidigungen an uns aus. Er erniedrigte uns. Er machte uns fertig, wo er nur konnte. Wir waren entweder dumm, hässlich, lächerlich oder alles auf einmal. Bei jeder Gelegenheit zeigte er uns, für wie wertlos er uns hielt. Wenn einem dieses Gefühl jahrelang eingetrichtert wird, verfestigt es sich eines Tages und so begann ich, mich tatsächlich für wertlos zu halten. Wie hätte ich denn auch wertvoll sein können, wenn mein eigener Vater nichts mehr von mir wissen wollte? Ich war davon überzeugt, nichts Positives im Leben verdient zu haben. Ich war davon überzeugt, das Leben selbst nicht verdient zu haben. Ich wollte sterben. Ernsthaft sterben. Mit nicht einmal zwölf Jahren erschien mir der Tod erstrebenswerter als mein kümmerliches Leben.

Ich versuchte, mit meinen damaligen Freundinnen über die Situation zu Hause zu sprechen. Meine Mutter hatte sich ebenfalls vor ihren Geschwistern geöffnet und es tat ihr gut. Daher beschloss ich, ihrem Beispiel zu folgen. Meine Freundinnen kamen aber alle aus gutem Hause und waren wohlbehütet aufgewachsen. Sie hatten kaum Verständnis für meine zermürbende Geschichte. Vor allem meine damals beste Freundin hatte zu diesem Zeitpunkt eher Jungs im Kopf und wollte nichts von meiner traurigen Lage hören. Sie war damit überfordert und konnte mir nicht helfen. Ich war dadurch mehr denn je davon überzeugt, völlig allein auf

der Welt zu sein.
Das war zu der Zeit, als meine Mutter beschlossen hatte, sich von meinem Vater zu trennen. Meine Schwester und ich waren so froh, dass das Leid endlich ein Ende haben sollte. Was wir nicht wussten, war, dass es ab dem Moment, wo meine Mutter die Trennung aussprach, ganze vier Jahre dauern sollte, bis mein Vater endlich auszog. Was ebenfalls keiner ahnen konnte, war, dass er nun erst recht mit der Terrorisierung loslegte, was unsere Nerven vollends freilegte. Vier Jahre Leidverlängerung und -intensivierung und kein Ende in Sicht. Das ist einfach nicht fair. Sophie und ich fragten ganz oft, wie lange es denn noch dauern sollte, bis Papa endlich auszog und wir zur Ruhe kommen konnten. Mama wusste keine Antwort. Sie vertröstete uns damit, dass er dabei sei, sich eine Wohnung zu suchen. Was nicht stimmte, denn Papa sah nicht ein, auch nur einen Finger krumm zu machen. Und die vorherrschende Gewalt vergiftete weiter unsere Herzen.
Im Grunde wollte Papa nämlich nicht ausziehen. Ein Teil von ihm wollte unbedingt mit meiner Mutter zusammenbleiben. Es war bequem und wir seine Familie. Die Einzigen, die er noch hatte. Bei uns wollte er sein. Dass das nicht ging, solange er sich seine Alkoholabhängigkeit nicht eingestand, wollte er nicht wahrhaben. Er wollte seine Alkoholabhängigkeit an sich gar nicht erst wahrhaben. Davor verschloss er die Augen. Wenn

man ihn fragte, war er nicht krank. Er konnte aufhören, wann immer er wollte. Jederzeit. Nur wollte er eben nicht, weil Mama ihn nicht mehr liebte und verstoßen wollte. Diese Argumente zog er tausendmal heran und bog sie sich passend zurecht. Die Rechtfertigung von Süchtigen ergibt selten einen Sinn.
In der Zeit zwischen Trennung und Auszug meines Vaters suchte Mama nachts Zuflucht auf einer alten, ausgebeulten Matratze im Kinderzimmer meiner Schwester. Dieses war ein Durchgangszimmer zu meinem Kinderzimmer und war somit durch eine Tür mit meinem Zimmer verbunden. Ich lag also in unmittelbarer Nähe zu dieser Schlafkonstellation. Es war fürchterlich. Wir waren alle psychisch am Ende und dauerhaft gestresst. Meine Mutter konnte nicht mehr. Sie hatte keine Kraft übrig, um meinem Vater jeden Abend aufs Neue zu sagen: Zieh in Gottes Namen endlich aus. Wir drei wiederum hatten kein Geld zum Ausziehen, denn Mama hatte all ihre Ersparnisse in das Haus gesteckt. Sie war furchtbar mitgenommen und abends auf engem Raum bei ihr zu schlafen, ließ uns unmittelbar an ihrer Erschöpfung teilhaben. Wir mussten mit ansehen, wie sie immer mehr zugrunde ging. Dazu kam es nicht selten vor, dass mein Papa im besoffenen Kopf versuchte, in unsere Kinderzimmer einzudringen und den Rosenkrieg mitten in der Nacht fortzuführen. Da wir die Zimmertüren aufgrund fehlender Schlüssel nicht ver-

schließen konnten, schoben wir jeden Abend eine mit Büchern gefüllte Kommode vor die Tür. Das hinderte meinen Vater zwar daran, in das Zimmer einzudringen, hielt ihn aber nicht davon ab, wie ein Bekloppter an der Tür zu rütteln und davor zu toben, dass uns das Blut in den Adern gefror. Wir hatten alle eine Heidenangst davor, was passieren könnte, wenn er es schaffte, ins Zimmer zu gelangen. Mama kreischte hysterisch; meine Schwester und ich heulten jämmerlich. Es war die Hölle. Ich entwickelte massive Schlafstörungen. Bis vier, fünf Uhr morgens lag ich teilweise wach; wälzte mich hin und her und konnte zum Verrecken nicht einschlafen. Kein Wunder, denn ich musste ja damit rechnen, dass Papa jederzeit zornerfüllt an der Tür rüttelte. Wir lebten in Schrecken und Ungewissheit. Und es war einfach kein Ende in Sicht; das war das Schlimmste an unserer verzwickten Situation.

Ich habe mich so minderwertig und bedroht gefühlt, wie noch nie in meinem Leben. Mit nicht einmal zwölf Jahren wollte ich lieber sterben und damit meiner misslichen Lage entfliehen, als der täglichen Gefahr zu Hause ausgesetzt zu sein. Wenn ich es daheim nicht mehr aushielt, ging ich alleine spazieren und ertappte ich mich oft dabei, nach einer Bahnüberführung zu suchen, von der man sich möglichst todbringend stürzen konnte. Meine Suizidgedanken behielt ich lieber für mich; wohlwissend, dass man mich vermutlich in eine

Klinik eingewiesen hätte, wäre meine Todessehnsucht bekannt geworden.
Jeden Abend saß ich heulend mit Mama auf meinem Bett und klagte ihr von leidvollen Gedanken, die mich quälten. Dass meine Freunde mich nicht liebten. Dass niemand mich liebte. Dass ich Liebe nicht verdient hätte. Dass ich hier nicht leben wollte. Dass ich hässlich war, wertlos und dumm, ich glaubte das alles tatsächlich. Dass ich damit unbewusst das wiederholte, was Papa mir jahrelang vermittelt hatte, war mir nicht bewusst und Mama wahrscheinlich auch nicht. Sie hatte große Sorge um mich und fragte sich die ganze Zeit, was denn bloß mit ihrer Tochter los sei. Irgendwie habe ich diese grausame Phase der Depression überstanden. Mama betrieb so was wie intensive Seelsorge mit mir und vernachlässigte dabei ihre andere Tochter. Doch was sie in dem Moment erkannte, war, dass sie mich retten musste. Und Sophie, die immer schon verdrängender mit ihren Emotionen umgehen konnte als ich, vergrub ihren Schmerz tief in ihrem Herzen und bewahrte darüber Stillschweigen.
Mit der Zeit habe ich andere Freunde gefunden. Freunde, die mir zuhörten und mich verstehen konnten. Vor allem eine Freundin war damals unersetzlich: Anja. Sie war ruhig, lieb und höflich und hatte einen gemeinen Stiefvater, der sie, ähnlich meinem Vater, systematisch erniedrigte. Es war eine Wohltat, sich mit jemandem

auszutauschen, der einen wirklich verstand. Uns verband unglaublich viel damals, mehr als unsere Arschloch-Väter. Wir konnten zusammen lachen und Spaß haben und verrückte Dinge tun, was Balsam für unsere Seele war. Es gab Gedanken, die konnte ich nur mit ihr teilen und so ist es auch heute noch. Man kann nicht gemeinsam eine Phase des schrecklichen Leids durchleben, ohne ganz eng zusammenzuwachsen. Ich glaube, ohne Anja wäre ich damals verloren gewesen.
Als Papa endlich auszog – ich muss um die fünfzehn gewesen sein – war es wie ein Befreiungsschlag für uns alle. Er blieb in unserem Mehrfamilienhaus und zog lediglich in die Wohnung drei Etagen höher, die spontan frei geworden war. Weiterhin verfügte er über einen Schlüssel zu unserer Wohnung, aber er ließ sich deutlich seltener blicken und viele Abende konnten wir endlich in Ruhe und Frieden verbringen. Es war eine schöne Zeit, in der Sophie, Mama und ich wohlverdient ein Stück weit regenerieren konnten. Es war keine Optimallösung, dass mein Vater noch im selben Haus lebte. Meine Mutter ist bis heute nicht gerichtlich geschieden und aus diesem Grund gehört das Haus beiden zu gleichen Teilen. Mein Vater verzichtete auf eine Scheidung und somit auf die Auszahlung seines Anteils am Haus, sofern er dort auf Lebenszeit gratis wohnen durfte. Eine klare Win-Situation für meine Mutter, weshalb sie den Mund nicht zu weit aufriss. Dazu kam

ihre finanzielle Abhängigkeit von den Unterhaltszahlungen meines Vaters, ohne die Mama mich und Sophie nicht hätte ernähren können. Deshalb hat sie meinem Vater oftmals einiges recht gemacht, was für sie einen Nachteil bedeutete. Heute ist sie unabhängiger und verdient ihr eigenes Geld. Aber damals musste sie sich verdammt gut überlegen, wie sie sich mit meinem Vater gut hält und einigt, damit er halbwegs zufrieden ist und sie nicht finanziell fallen lässt. Er wollte weiterhin uneingeschränkten Zutritt zu unserer Wohnung, um sein Büro der Firma betreten zu können, welches sich in unserer Wohnung befindet. Er kam regelmäßig betrunken in unsere Wohnung, um Streit anzufangen. Er schikanierte uns weiterhin. Aber durch die räumliche Trennung wurde das deutlich seltener und wir konnten meistens so was wie ein normales Familienleben führen. Das war die größte Erleichterung, die ich bis dahin erfahren habe.

Nachdem mein Vater ausgezogen war, habe ich beschlossen, den Kontakt zu ihm abzubrechen. Er tat mir nicht gut und ich wollte mich erholen von allem, was er uns angetan hatte. Ich konnte ihm lange nicht verzeihen. Er hatte unsere Familie zerstört und jedem Einzelnen von uns bleibenden Schaden zugefügt. Mama war sichtbar um Jahre gealtert und ausgelaugt. Sophie erinnert sich heute an sehr wenig von der Gewalt zu Hause, obwohl ich genau weiß, wie viel Angst auch sie als

Kind gehabt haben muss. Vermutlich hat sie alles verdrängt und ich hoffe sehr für sie, dass das alles nicht irgendwann hervorbricht. Generell hat sie heutzutage wie erwähnt eine verdrängende Art, mit Problemen umzugehen, was ich nicht für besonders gesund halte. Von meinen Schäden brauche ich an dieser Stelle gar nicht erst ausschweifend erzählen, denn die sind Thema dieses Buches. Damals hasste ich meinen Vater. Ich schob ihm alle Schuld zu. Dass er uns selbst nach seinem Umzug noch nicht in Ruhe ließ, ließ mich ihn nur noch mehr hassen. Ich stellte mir ganz oft vor, wie er bei der Arbeit als Dachdecker vom Dach stürzte, mit dem Auto besoffen vor einen Baum fuhr oder sonstwie starb. Hauptsache er bekam, was er verdiente. Hauptsache wir waren ihn los. Ich bildete mir ein, meinen Vater aus meinem Leben wie ein ungeliebtes Gesicht aus einem Foto herausschneiden zu können. Die Wahrheit ist, dass man vor seiner Vergangenheit nicht weglaufen kann. Man kann auch nicht jemanden hassen, den man eigentlich im Grunde seines Herzens liebt. Ich werde Papa immer lieben. In Wirklichkeit habe ich damals nicht ihn abgrundtief gehasst, sondern seine Krankheit und das, was sie aus ihm gemacht hat. Dieser Hass hat sich auf mich selbst übertragen.

Trotz dieser bedrückenden Erfahrungen möchte ich betonen, dass meine Kindheit nicht insgesamt schlecht war. Ich denke gerne zurück an den Zusammenhalt zwischen meiner Schwester, meiner Mutter und mir. Die Stütze, die wir uns gegenseitig waren, hat uns für immer zusammengeschweißt und hat dafür gesorgt, dass wir heutzutage nicht nur blutsverwandt sind, sondern auf alle Zeit im Geiste miteinander verbunden. Es gibt nichts, was uns auseinanderbringen könnte.

Außerdem habe ich wundervolle Kindheitserfahrungen machen dürfen. All die schillernden Geburtstagsfeste, besinnliche Weihnachtszeit, aufregende Familientreffen, ausgelassene Pausenspiele auf dem Schulhof, Zeltnächte im Garten meiner Freundin mit Stockbrot über dem Lagerfeuer, zeitvergessene Tage am Meer in Spanien, fantasievolle Spiele in der Natur oder mit mehr Spielzeug, als nötig gewesen wäre, spannende Ausflüge in Zoos, Achterbahn fahren, bis mir schlecht wurde, Übernachtungspartys, gemeinsames Malen, Basteln, Kastanien sammeln, mit bunten Laternen von Haus zu Haus ziehen, ausgelassen miteinander rumalbern, Schlitten fahren … und immer wieder Mama, die zu Hause auf mich wartete, um sich meine Geschichten anzuhören und sich mit mir zu freuen, mich zu ermutigen, zu stärken, aufzufangen und festzuhalten. Mama, du hast einen wunderbaren Job gemacht und ich möchte dir von Herzen danken, denn ohne dich wäre ich nicht die selbstständige und mutige Frau, die ich heute bin. Ich bin davon überzeugt, dass du dafür gesorgt hast, dass aus Sophie und mir anständige Menschen werden.

Denn es wäre für uns mehr als wahrscheinlich gewesen, auf die schiefe Bahn zu geraten, abzurutschen und uns aufzugeben.
Auch wenn der Alltag überschattet ist von Furcht und Schwere, bedeutet das nicht, dass wir uns darin verlieren müssen. Menschen vergessen oftmals das Schöne, das ihnen begegnet, wenn der Fokus auf die belastenden Erlebnisse gelenkt wird.
Doch zurück zu meiner Geschichte. Meine Jugend habe ich als ziemlich wild in Erinnerung. Ich konnte meine Bedürfnisse endlich ausleben, nachdem die erdrückende Last der mich begleitenden Angst und Niedergeschlagenheit durch Papas Auszug aus unserer Wohnung endlich von mir abgefallen war. Ich war besonders experimentierfreudig und neugierig auf das Leben, was wahrscheinlich daran lag, dass ich mich zuvor so lange wie begraben gefühlt habe. Also stürzte ich mich in den Trubel, nahm alles mit, was ich kriegen konnte und war endlich mal wieder glücklich.

Papa sah ich immer seltener und wenn ich ihm zufällig begegnete, dann redete ich mir ein, dass es mich nicht juckte. Ich beschloss, den Kontakt zu ihm endgültig abzubrechen, weil er uns lang genug malträtiert hatte. Zu tief saßen die Verletzungen, als dass ich mich hätte bemühen wollen, eine Vater-Tochter-Beziehung aufzubauen. Ich gab ihn auf.

Mama lernte einen neuen Mann kennen, der Sophie und mir ein Stück weit Vaterersatz war. Erwin war ruhig. Sehr ruhig. Er redete nur, wenn es notwendig war. Überflüssige Worte sparte er sich grundsätzlich. Selbst wenn er eine kleine Geschichte von sich preisgab, bedeutete dies, dass er maximal drei Sätze am Stück zustande brachte. Aber er hatte ein Herz aus Gold und Sophie und ich wussten seine bärenhafte Art zu schätzen, in der nicht wenig Stärke lag. Auf seine Art war er für uns da und das war damals sehr wichtig für uns. Mama hat ihn nie geliebt. Trotzdem halte ich es für sehr richtig, dass sie mit ihm liiert war, denn eine starke Schulter zum Anlehnen hatte sie bitter nötig.
Ich war zu dieser Zeit fast jedes Wochenende auf Achse. Meine schulischen Leistungen ließen etwas nach, waren allerdings immer noch überdurchschnittlich. Ich hätte mit ein bisschen mehr Fokus auf Karriere ein richtig gutes Abitur erreichen können. Aber mir war es wichtiger, mich von der anhaltenden Belastung meiner Kindheit auszuruhen und mir ein Leben zu errichten, wie ich es mir erträumt hatte; wild und frei.
Ich hatte viele Bekannte; sowohl tiefe als auch oberflächliche Freundschaften, und somit das Gefühl, im Allgemeinen akzeptiert zu werden. Mit Kritik und Zurückweisung kam ich zwar immer noch kaum zurecht, aber diese unangenehmen Gefühle ließen sich leicht verdrängen, da ich ja umgeben war von schillerndem

Rummel und meinen lustigen Freunden, mit denen ich viel Spaß hatte. Alles war aufregend und neu. Auch unter der Woche verging kaum ein Tag, an dem ich mich nicht mit Leuten herumtrieb oder zum Chatten bei dem Messenger ICQ mit meinem Schulfreund Marius verabredet war. Marius und ich konnten stundenlang über Gott und die Welt bei ICQ schreiben. Ich ließ es einfach nicht zu, dass mir jemals langweilig wurde. Ständig musste ich einer Beschäftigung nachgehen. Über mich selbst und meine Vergangenheit nachzudenken, kam mir gar nicht erst in den Sinn.

Die Mädelsabende mit meinen Freundinnen waren legendär. Mit Unmengen an Süßigkeiten, Sekt, Kitsch-Filmen und kicherndem Gebrabbel über Jungs versüßten wir uns das Leben. Oftmals waren wir auch gar nicht ladylike und machten derbere Späße, als Männer es jemals tun würden. Meinen ersten Vollrausch hatte ich mit dreizehn. An Karneval plünderten wir heimlich die elterliche Bar einer Freundin und probierten alles, was diese hergab. Insbesondere der Kräuterschnaps hatte es uns angetan, sodass wir bald alle in einen komatösen Schlaf fielen und am nächsten Morgen mit einem fürchterlichen Kater wieder aufwachten. Unsere Eltern wussten natürlich genau, was los war, auch wenn wir es zu verstecken versuchten. Ich glaube, alle meine Freundinnen bekamen Ärger, nur ich nicht so wirklich. Es gab zwar das eine oder andere ernste Gespräch, aber grundsätzlich hat Mama mich sehr freiheitlich und undogmatisch erzogen. Sie war ja in ihrer Jugend selbst nicht besser und wollte mir das Ausprobieren nicht verwehren. Sie wollte, dass ich aus meinen eigenen Erfahrungen und Fehlern lerne, nicht aus ihren. Vorgewarnt hat sie mich oft, aber mir niemals Dinge untersagt. Ich glaube, das ist nicht die schlechteste Art, ein Kind zu erziehen, da eigene Erfahrungen die wertvollsten sind. Ohnehin halte ich mich selbst für jemanden, der sämtliche Fehler selbst machen muss, um zu verstehen, dass sie ein zweites Mal nicht lohnen. Jedenfalls hatte ich nie das Gefühl, etwas zu verpassen und das war in meinem lebenshungrigen Zustand damals sehr wichtig für mich.

Mit meinen Freundinnen hatte ich immer Spaß: Aus Jux und Dollerei verkleideten wir uns, auch außerhalb der Karnevalszeit, und gingen als verschleierte Araber, dusselige Glitzer-Tussis oder im Bademantel mit Lockenwicklern im Haar auf die Straße, um unseren Mut zu erproben und uns abzuhärten gegen dumme Blicke oder Kommentare von außen. Wir drehten total bescheuerte, selbstausgedachte Horrorfilme und probierten Hexenrituale aus Bibliotheksbüchern aus, indem wir zum Beispiel eine Haarsträhne verbrannten oder einen Apfel in eine Pfütze warfen. Wir verbrachten wunderbare Sommerabende beim Grillen, hingen in Bars rum, kletterten auf Dächer und picknickten in der Sonne. In meiner Rocker-Phase kamen Konzerte dazu, alternative Tanzschuppen und das eine oder andere Experiment mit Marihuana. Wir genossen schlichtweg das Leben, wie es Jugendliche eben tun. Wir hatten nichts zu verlieren. Jeder Tag war etwas Besonderes und wir wussten aus jeder Gelegenheit ein festliches Ereignis zu machen. Wenn ich etwas wehmütig, aber dankbar, an die „gute alte Zeit“ zurückdenke, könnte ich erfüllt von Nostalgie seufzen.

Ich hatte auch einige Dates mit Jungs, ohne mich auch nur für einen ernsthaft begeistern zu können. Dabei wollte ich unbedingt einen festen Freund haben und wissen, wie sich Küsse und Sex anfühlen. Mit Mama wettete ich darum, dass mir sicherlich vor meinem 18. Lebensjahr niemand begegnen würde, mit dem ich zusammen sein wollte. Ich war fest davon überzeugt, dass es keinen für mich gab auf dieser Welt. Mama wettete dagegen. Wir einigten uns darauf, dass der Verlierer der Wette dem Sieger baldmöglichst eine Reise nach Paris ausgeben muss. Überraschenderweise, wer hätte das gedacht, hatte ich meinen ersten unbeholfenen Kuss mit vierzehn auf einer Parkbank und zwei Party-Knutschereien später meinen ersten festen Freund mit fünfzehn und somit meine Wette verloren. Als ich Mama Jahre später von meinem ersten eigenen Gehalt zum Geburtstag einen Kurzurlaub nach Paris schenkte, schossen ihr vor Freude die Tränen in die Augen. Sie

hatte wohl nie wirklich daran geglaubt, dass ich den Deal einlöse.
Mein erster fester Freund hieß Andi, war zwei Jahre älter als ich und ich fand ihn wahnsinnig toll. Niemals ist eine Beziehung so aufregend und unbeschwert wie die erste große Liebe – und das war sie für uns beide. Dabei war die Art, wie wir uns kennenlernten, ziemlich unromantisch. Ich war in einer Diskothek mit meiner Freundin Melanie und ein paar weiteren Bekannten. Wir waren alle stockbesoffen und tanzten wie die Weltmeister auf einem Podest an einer Stange. Melanie, gerade frisch single, fing an, mit einem Typen namens Luke rumzuknutschen. Auch andere Pärchen aus unserer Gruppe fanden sich zusammen und machten miteinander rum. Das wurde mir irgendwann zu bunt, also ging ich an die Bar und wollte mir eine Whiskey-Cola bestellen. Da fiel mein Blick plötzlich auf Andi, der ein paar Meter neben mir an der Bar stand. Er war groß, schlank, im Skater-Stil gekleidet und hatte diesen süßen Beatles-Haarschnitt, der damals modern war. Er gefiel mir ausgesprochen gut. Andi sah mich ebenfalls an und lächelte schüchtern. Dennoch zögerte er nicht lange und kam auf mich zu. Er fragte, ob er mir ein Getränk ausgeben dürfe, wozu ich natürlich nicht nein sagte. Mein Herz schlug mir bis zum Hals. Ich habe mich auf den ersten Blick in ihn verknallt. Danach ist mir so was nie wieder passiert. Wir quasselten ein we-

nig an der Bar und ließen uns dann auf die Tanzfläche treiben, wo Andi mich schließlich küsste. Es war wunderschön. Ich war im siebten Himmel. Wir haben den ganzen Abend nicht aufgehört zu knutschen. Irgendwann hielt Melanie nach mir Ausschau, weil sie ein schlechtes Gewissen hatte, mich bei all der Knutscherei mit ihrem Luke links liegen gelassen zu haben. Als sie mich mit Andi Arm in Arm auf der Tanzfläche fand, dachte sie, dass wohl nichts Schlimmes daran sei, die ganze Nacht einen Typen abzuknutschen, wenn ich das auch täte und so kehrte sie achselzuckend zu ihrem Kerl zurück. Wir haben uns auch Jahre später noch köstlich über diesen Abend amüsiert. Andi und ich tauschten natürlich Handynummern aus, Hals über Kopf verknallt ineinander, und waren zwei Tage später zusammen. So einfach war das früher. Zackbumm, verliebtes Pärchen. Klare Verhältnisse eben. Wir waren etwa ein halbes Jahr zusammen und es war bis dahin das schönste halbe Jahr in meinem Leben. Wir probierten alles aus und alles war auf eine unschuldige Art spannend. Unser erstes Mal war unspektakulär leicht. Kein großer Moment, und doch wunderschön auf eine natürliche Weise. Es hat sich eben einfach so ergeben. Wir machten viel Party zusammen und hatten danach oft besoffen Sex. Es war aufregend und ich war sehr verliebt. Das war alles, was zählte. Bis ich irgendwann begann, mich zu fragen, ob das alles gewesen sei. Ich wurde neugierig auf andere Männer. Bestätigung bekam ich genug, auch wenn allseits bekannt war, dass ich an Andi vergeben war. Ich war glücklich mit ihm und trotzdem hatte ich Angst, etwas zu verpassen, wenn ich weiter bei ihm blieb. So geschah es, dass ich auf einer Feier Nikolai kennenlernte. Er war Russe, neunzehn Jahre alt und sah unverschämt gut aus. Anders als Andis jungenhafte schelmische Ausstrahlung hatte Nikolai vor allem eins: animalischen Sexappeal. Ich war hin und weg und machte mit Andi am nächsten Tag Schluss. Nur um es gleich darauf zu bereuen und am Folgetag wieder zu ihm zurückzukehren. Doch weil Nikolai mir keine Ruhe ließ, trennte ich mich dann doch endgültig von Andi. Der arme Kerl. Er ertrug meine Sprunghaftigkeit mit Loyalität, nur um im Endeffekt doch enttäuscht zu werden. Es war keine feine Art, wie ich damals mit ihm umgegangen bin. Dass wir uns danach überhaupt noch das eine oder andere Mal getroffen haben, ohne dass er mir offensichtlich böse war, sondern mich immer noch zurückwollte, grenzt an ein Wunder.

Mit Nikolai jedenfalls lief es nicht auf etwas Langfristiges hinaus. Der Sex war gigantisch, aber seine russische Kultur im Hinblick auf die Stellung und den Wert der Frau und meine freiheitlich denkende Hippie-Lebensweise passten nicht im Geringsten zusammen. Deshalb verknallte ich mich kurz darauf in den Nächsten und so ging es eine ganze Weile weiter. Ich trank viel billigen Alkohol und hatte für ein Mädchen meines Alters ungehörig viele und kurzweilige Liebschaften. Andere wohlhabende Mädchen aus meiner Schule, die sich für sehr anständig und mich für leichtlebig hielten, rümpften pikiert die Nase über Gerüchte, die sich um mich rankten. Gerüchte über Dreier, die ansatzweise sogar stimmten. Ich hatte nicht wirklich einen Dreier, aber polyamouröse Erfahrungen mit einem befreundeten Pärchen, Katja und Max, und meinem damaligen Kumpel Pascal, der heimlich in mich verliebt war. Unter dem Einfluss von Alkohol – ja, so beginnen viele verrückte Geschichten – spielten wir Wahl, Wahrheit oder Pflicht. Das endete damit, dass wir alle vier splitterfasernackt in einem Raum saßen und uns dachten: Wenn wir jetzt nicht flitzen gehen, wann dann. Also rannten wir mir nichts, dir nichts, so wie Gott uns schuf, über die Straße. Und dabei waren wir nicht gerade leise, weil wir beiden Mädels uns die ganze Zeit totlachen mussten und fast explodiert wären vor Adrenalin. Keine Ahnung, ob uns jemand gesehen hat, aber wenn, dann hoffe ich, dass er schnell den Blick abgewandt und an seinem Verstand gezweifelt hat. Wieder in der Sicherheit der Wohnung meiner Freundin zogen wir uns alle in ihr Schlafzimmer zurück und fingen an, uns gegenseitig zu massieren. Ihr Schlafzimmer war in ein rötliches, gedämmtes Licht getaucht und die Atmosphäre war unbestreitbar erotisch. Langsam gingen unsere Massagen in intimere Berührungen über. Zu Sex ist es nicht gekommen, was aber auch nicht notwendig war. Der Reiz war viel größer dadurch, dass wir uns überall berührten, ohne miteinander zu schlafen oder uns zu küssen. Wie in Trance fuhr ich irgendwann in den Morgenstunden heim und fragte mich am nächsten Tag, was da eigentlich passiert war. Ich kann nur für mich sprechen und sagen, dass ich es als eine außergewöhnliche und bereichernde Erfahrung betrachte. Aus diesem Grund störte es mich nicht sonderlich, dass diese Gerüchte an meiner Schule herumgingen, weil einer aus unserer Gruppe geplaudert hatte. Ich bereue nichts. Viel mehr empfand ich einen geheimen Stolz darüber, ein Tabu gebrochen zu haben und mit einer Art Skandal im Zentrum der Aufmerksamkeit zu stehen. Das war mir lieber, als das graue, unscheinbare Mäuschen zu sein.

Dennoch hatte dieser Abend verhängnisvolle Folgen für das Verhältnis zwischen uns vieren. Max, der Partner meiner Freundin Katja, hatte scheinbar Gefallen an polyamourösen Erfahrungen gefunden, sodass er ständig darauf pochte, diese zu wiederholen. Katja wiederum sah sich gezwungen, ihrem Freund diese Wünsche zu erfüllen, ohne dass sie sich selbst danach gesehnt hätte. Auch als ich wenig später fest mit Tim zusammen war, versuchten die beiden öfter, uns in diese

Richtung zu drängen, für die mein Freund jedoch nicht besonders empfänglich war. Auch als ich mich einmal mit Max allein zum Mario-Kart-Zocken getroffen habe, wollte er mich massieren, was ich geschehen ließ. Es war für mich in dem Moment nichts dabei, weil wir uns an besagtem ersten Massage-Abend ohnehin schon nähergekommen waren und was bedeutete schon eine Massage unter Freunden? Für mich nichts. Die rein platonische Grenze war ohnehin schon überschritten. Für Katja allerdings kam diese Massage in ihrer Abwesenheit einem Betrug nahe. Sie gab vor, mir keine Schuld zuzuschreiben, sondern komplett ihren Freund Max dafür verantwortlich zu machen, was zwischen ihm und mir geschehen war. Dennoch fühlte auch ich mich schuldig und ich glaube, ein kleiner Teil von ihr war auch wütend auf mich. Ich möchte nie wieder auf diese gedankenlose Art eine Freundschaft gefährden, die mir wichtig ist.

Was meinen Kumpel Pascal anging: Der drehte nach unserem ersten Massage-Abend völlig durch. Jedes Mal, wenn ich ihn traf, fing er früher oder später an, von dieser Erfahrung zu sprechen. Er geriet regelrecht ins Schwärmen und man merkte ihm an, dass er unbedingt darauf aus war, dergleichen ein zweites Mal zu erleben. Einige Male versuchte er, erneut bei Katja zu landen. Daraufhin wurde Max furchtbar eifersüchtig und drohte Pascal Schläge an, sollte er nicht die Finger von seiner Freundin lassen. Ich denke, dass Pascal ziemlich verwirrt war. Er hatte bislang wenig Erfahrung mit Frauen gesammelt und war scheinbar überfordert mit seinen gerade erwachten Trieben. Auch mir kam er häufig näher, als mir lieb war. Ständig band er mir auf die Nase, dass angeblich keiner von seinen Freunden so recht verstehe, warum er und ich kein Paar seien. Wir passten seiner Ansicht nach schließlich so gut zusammen. Der Meinung seien auch seine Eltern. Ich war da ganz gegensätzlicher Auffassung. Niemals hätte ich mir mit Pascal mehr als Freundschaft vorstellen können. Deshalb war ich froh, als ich Tim kennenlernte und Pascal endgültig einsehen musste, dass seine Annäherungsversuche fehl am Platz waren, weil ich mich niemals in ihn verlieben würde.

Dafür war ich so richtig in Tim verliebt. Endlich mal wieder hatte es mich erwischt. Er war groß, blond und wahnsinnig witzig. Er hat mich gut behandelt, so wie man eine Frau behandeln sollte, die man liebt. Es war rundum schön mit uns. Er mochte meine Freunde, ich mochte seine Freunde. Wir sahen uns häufig und unternahmen coole Sachen, wie Motorradtouren, einen Ausflug nach Amsterdam, Konzerte und Feste. Tim war arm wie eine Kirchenmaus und arbeitete hart sowohl auf der Arbeit als Kfz-Mechatroniker als auch auf dem Bauernhof seines Vaters. Er hatte absichtlich die Schule ohne Abitur beendet und seine Mechaniker-Lehre begonnen, um seine Mutter beim Bestreiten des Lebensunterhaltes zu unterstützen. Er hatte niemals auch nur einen Cent übrig am Ende des Monats. Doch das hinderte ihn nicht daran, mir viele besondere Momente zu schenken. Er war ein Lebenskünstler und wusste genau, wie man auch ohne großen Reichtum, oder vielleicht gerade deswegen, die Schönheit der Welt in sich aufnehmen kann. Seine jährlichen Osterfeuer waren jedes Mal ein Highlight, und wenn am Ende nur noch alle gedankenverloren bei trunkenem Gitarrengeklimper und schiefem Gesang ins Feuer starrten, war irgendwie alles gut. Tim wusste es, eine heimelige Atmosphäre entstehen zu lassen. Er unterstützte mich mit allem. Auch mit meinem Plan, mich bei der Polizei zu bewerben, obwohl das überhaupt nicht seiner eher links ausgerichteten politischen Gesinnung entsprach. Meine sprunghaften Launen ertrug er mit Engelsgeduld. Wenn er mir Paroli bot, dann nur selten und mit galantem Witz und Charme, sodass wir beide in Gelächter ausbrachen und der Streit sofort vergessen war. Doch dass wir niemals richtig stritten, wurde mir auf Dauer zu langweilig. Mit seiner liebenswürdigen Art konnte er mich nie in meine Schranken weisen, sodass ich mich ihm mit der Zeit überlegen fühlte. Er hätte alles für mich getan und mich niemals hintergangen. Er war ein grundanständiger Mensch, doch mein ruheloser Geist hatte sich nach etwa einem Jahr entliebt. Ich fand Tim nach wie vor lustig und hatte Spaß dabei, Zeit mit ihm zu verbringen. Aber ich fühlte mich nicht mehr auf erotische Weise zu ihm hingezogen. Er war mir zu brav und unterwürfig; nicht männlich genug. Deshalb zog ich kurzerhand und direkt, wie es meine Art ist, den Schlussstrich. Geweint habe ich zwar ein bisschen nach der Trennung, aber nach kurzer Zeit war Tim für mich vergessen, denn es gab mal wieder andere Dinge, die meine Aufmerksamkeit beanspruchten.

Meine eingangs erwähnte Experimentierfreudigkeit überkam mich nach der Trennung von Tim erneut. Glücklicherweise konnte ich diese Seite mit zwei Freunden ausleben – Anja und Niko. Keiner von uns dreien war in festen Händen. Wir wollten unverbindlichen Spaß und davon möglichst viel. Also beschlossen wir spontan, mit meinem Auto für einen Tag nach Amsterdam zu fahren und alles mitzunehmen, was wir kriegen konnten. Da ich noch Schülcrin war und Anja und Niko Studenten, hatten wir kein großes Kapital zur Verfügung, um uns den Trip komfortabel zu gestalten. Deshalb investierten wir die nötigen vierzig Euro darin, unser Auto in einem Parkhaus abzustellen, wo wir später auch übernachten wollten. Anschließend tigerten wir ziellos durch die Straßen von Amsterdam. Wir kauften uns Magic Mushrooms und Marihuana, teilten alles brüderlich und waren ein paar Stunden lang voll drauf. Ich kann mich nur noch an schwirrende Lichter und endlose Lachflashs erinnern. Zu komplexen Denkprozessen war ich nicht mehr fähig, aber ich weiß noch, dass es irre lustig war. Nach unserem Drogenexperiment wollte Niko unbedingt eine „Nutte klarmachen". Anja und ich entschieden uns dazu, zuzusehen. Wir hatten ja ohnehin nichts Besseres zu tun. Niko suchte sich zunächst eine zierliche Blondine aus, die Anja und mir das Zuschauen jedoch verweigerte. Also suchten wir weiter. Eine vollbusige Südländerin war schließlich damit einverstanden, dass wir zusehen durften und so bumste Niko sie in ihrer Kabine. Anja und ich waren noch ziemlich betäubt von den Drogen. Es machte mich nicht an, Niko diese Prostituierte knallen zu sehen. Da ich selbst schon hin und wieder mal Sex mit ihm hatte, dachte ich die ganze Zeit nur: Aha, so sieht er also aus, wenn er mich flachlegt. Danach genehmigten wir uns noch ein bis zehn Gläser Longdrinks und kehrten irgendwann gegen drei/vier Uhr nachts ins Parkhaus zurück, um uns wenigstens für ein paar Stunden schlafen zu legen – unser Parkticket lief nämlich um sieben Uhr am kommenden Morgen ab. Wir putzten uns tatsächlich in diesem hell erleuchteten Neon-Parkhaus die Zähne und urinierten jeder in verschiedene Ecken. Danach klemmten wir an die Fenster meines Autos von innen Handtücher und Decken, um uns von dem grellen Licht abzuschirmen und schliefen ein paar unruhige Stunden. Es ist mir ein Rätsel, warum uns keine Sicherheitsleute auf die Schliche gekommen sind, denn das Parkhaus war videoüberwacht. Unser Schlaf wurde nur einmal gestört durch besoffene Jugendliche, die von außen gegen das Auto traten. Ansonsten war es still und wir wachten erst gegen sieben Uhr auf. Da ich noch rotzevoll war, bat ich Niko darum, das Auto zurück nach Hause zu fahren. Niko starrte mich aus knallroten Marihuana-Augen an, überlegte mit sichtlicher Anstrengung und sagte nach einer langen Pause "okay". Dass wir die Rückfahrt überlebt haben und es keinen Zwischenfall gegeben hat, freut mich ungemein. Anja pennte die ganze Zeit der Fahrt auf dem Rücksitz. Ich tat es ihr auf dem Beifahrersitz gleich und Niko als Fahrer hatte merklich Mühe dabei, wach zu bleiben. Ständig fielen ihm die Augen zu und immer wieder schreckte er hoch, wenn er sich dabei ertappte, fast einzuschlafen. Ich bekam das einige Male aus dem Augenwinkel mit, war aber viel zu sehr neben der Spur, um meine Vernunft einzuschalten. Irgendwie kamen wir heil zu Hause an und schliefen danach den ganzen Tag und die ganze Nacht, um wieder klarzukommen. Diese halsbrecherische Tour hätte mich nicht nur meine bevorstehende Ausbildung bei der Polizei, sondern auch mein Leben kosten können und ist definitiv unter jugendlicher Leichtsinn zu verbuchen.

Ein anderes Mal besuchten wir drei einen Swingerclub.

Das war nicht das einzige Mal. Ich war weitere Male mit Anja allein dort. Frauen bekamen freien Eintritt. Ein großes Buffet und ein Whirlpool waren inklusive. Anja und ich rissen den Altersdurchschnitt mit unseren neunzehn Jahren weit nach unten. Wir ernteten Blicke von vielen Männern. Doch wenn wir es nicht eindeutig zu erkennen gaben, wurden wir auch nicht angemacht. Im Swingerclub gab es klare Verhaltensregeln und wer sich nicht daran hielt, wurde rigoros hinausgeworfen. Frauen waren mit Respekt zu behandeln und somit fühlten wir uns wohl. Es machte mir nichts aus, die ganze Zeit in Strapsen und hochhackigen Schuhen herumzustolzieren. Ich genoss die gemütliche Atmosphäre, die sinnliche Musik und die erotischen Lichter. Der Club verfügte über mehrere Etagen mit verschiedenen Themenräumen. Es gab sogar ein Dunkelzimmer, in dem ich einmal Sex hatte. Doch das behagte mir gar nicht, weil das fehlende Licht von allen Männern dazu genutzt wurde, Frauen anzugrapschen – auch während diese Sex mit jemand anderem hatten. In dem Swingerclub hatte ich auch einen Dreier mit einem Pärchen. Die Besuche im Swingerclub haben eine Weile meinen Entdeckungsdrang befriedigt. Aber mit jedem weiteren Besuch dieses Clubs fingen die Voyeure an, mir auf die Nerven zu gehen. Kaum hatte man sich zum Sex irgendwo niedergelassen, kamen die geilen alten Säcke angekrochen, mit denen niemand etwas anfangen wollte, und holten sich einen runter auf den Sex der anderen. Außerdem fiel mir auf, dass erstaunlich viele Single-Männer den eigenen Angaben nach fast jedes Wochenende im Swingerclub abhingen und gar kein Interesse mehr an normalen Partnerschaften zu haben schienen. Diese Typen feierten sogar ihre Geburtstage mit ihren Swingerclub-Bekanntschaften in diesen Clubs. Da bekam ich Angst. Ich wollte nicht verlernen, mich zu verlieben und mit jemandem emotionale Nähe auszutauschen. So gefühlsmäßig abgestumpft wie diese Swinger wollte ich niemals sein. Ich wollte, dass Sex wieder zu etwas Besonderem für mich wird, nicht zu bedeutungsloser Massenware. Deshalb beschloss ich, dass dies mein letzter Besuch im Swingerclub gewesen sein sollte.

Nach der Abi-Zeit, in der unsere Saufgelage frequenz- und eskalationsmäßig ihren Höhepunkt erreichten, begann meine Ausbildung bei der Polizei. In dieser Zeit verliebte ich mich tatsächlich ernsthaft in einen Ausbildungskollegen. So ernsthaft wie nie zuvor und auch bisher nie wieder. Er hieß Markus und war mein Untergang. Himmel, war ich verliebt. Ich war ihm mit Leib und Seele verfallen. Aus der freigeistigen und etwas alternativen jungen Frau wurde blitzschnell jemand, der sich ganz fest binden wollte. Ich wollte Markus vor dem Traualtar das Eheversprechen geben, ihm

zehn Babys schenken und mich alt und runzelig mit ihm im Schaukelstuhl wiegen. Diesen Bindungsdrang kannte ich gar nicht von mir. Markus war mein Kryptonit.
Ich denke heute, dass ich so verrückt nach ihm war, weil er sehr viel von Papa hatte. Man sucht sich unbewusst häufig einen Partner, welcher dem eigenen gegengeschlechtlichen Elternteil gleicht. Vor allem dann, wenn man eine unbereinigte Vergangenheit in sich trägt. Ich konnte Papa nicht retten und hatte nun einen Menschen an meiner Seite, der Papa in sehr vielen Punkten ähnelte. Markus hatte durch seine introvertierte Art etwas in mir berührt, was ich gewaltsam verschlossen gehalten hatte. Mit Markus bekam ich eine zweite Chance, jemanden an mich zu binden und vor sich selbst zu retten. Das wünschte sich mein inneres Kind mehr als alles andere. Genau deshalb war ich Markus betreffend so unfassbar verletzlich. Ich war schlagartig zurückversetzt in meine Kindheit und konnte es mir nicht erlauben, ein zweites Mal die Liebe meines Lebens zu verlieren. Ich hätte alles getan und ich habe alles getan, um ihn zu halten. Ich bin weit gegangen; bis zur absoluten Selbstaufgabe.
Markus war ein manipulativer Narzisst. Das sage ich nicht, um ihn zu denunzieren, sondern weil ich wirklich überzeugt davon bin, dass er diese psychische Störung in sich trägt. Markus hat mir die Sterne vom Himmel

geholt. Er wusste genau, wie er mich kriegte. Er konnte mir die passendsten Geschenke machen, nicht nur meine Lippen, sondern auch meine Seele küssen, durch Berührungen die volle Bandbreite an Gefühlen hervorrufen … es war der Wahnsinn. Ich erinnere mich an eine Silvesterfeier, bei der wir absolut verliebt und ineinander versunken allein in der Küche getanzt haben, während nebenan der Countdown ins neue Jahr gezählt wurde. Wir haben alles um uns herum vergessen. Es gab nur uns auf dieser Welt und die Verbindung zwischen uns war unbeschreiblich stark. So erging es uns häufig. Markus war mir so vertraut, weil er auf vielerlei Art wie Papa war und deshalb glaubte ich, ihn schon ewig zu kennen und niemals jemand anderen zu brauchen.

Aber Markus brauchte andere. Er hatte ein sehr schlechtes Selbstbewusstsein, auch wenn er sich alle Mühe gab, es durch ausgeschmückte Erzählungen über seine angeblichen Heldentaten gegenteilig erscheinen zu lassen. Möglich, dass er mich geliebt hat, aber ich konnte ihm niemals die Bestätigung geben, die seine gebrochene Seele gebraucht hättc. Nicmand konnte das, doch er war der irrigen Annahme, dass möglichst viel Zuspruch von Frauen seine innere Leere füllen könnte. Er hat mich unzählige Male betrogen. Dabei schreckte er auch nicht vor gemeinsamen Freunden oder Bekannten zurück. Zum Teufel, er hat sogar meine Schwester und eine meiner besten Freundinnen angemacht. Einmal, als wir zusammen mit seinen Freunden aus waren, hat er unterm Tisch das Bein einer seiner Freundinnen gestreichelt, als er dachte, ich würde es nicht bemerken. Es war nur eine Frage der Zeit, bis ich die nächste sexuelle Fremdgeh-Nachricht auf seinem Handy fand. Ja, ich habe ihm oft nachspioniert und bin beinahe jedes Mal fündig geworden. Ich bin mir sicher, dass er während unserer Beziehung mindestens zwei Affären hatte. Und ich bin daran kaputt gegangen. Ich habe mich selbst nicht wiedererkannt, wenn ich während seiner Abwesenheit seine Schränke und Schubladen auf der Suche nach "Beweismaterial" durchwühlte. Markus hatte sich angewöhnt, sein Handy nicht unbeaufsichtigt rumliegen zu lassen. Wenn er es doch versehentlich tat, stürzte ich mich wie eine Furie darauf und fand – wie es nicht anders zu erwarten war – so was wie eine Nachricht, in der Markus ein Mädchen zum Beispiel zu einem Saunaabend einladen wollte. Meine Befürchtungen wurden jedes Mal befeuert durch Tatsachen, woraus schreckliche Streitigkeiten resultierten. Ich brüllte ihn an, schmiss ihm Gegenstände an den Kopf, zerriss sein T-Shirt, pfefferte blind vor Wut sein verdammtes Handy gegen die Wand … ich war verzweifelt über die Tatsache, dass er unsere Beziehung gefährdete und mich so tief verletzte. Einmal wollte ich es ihm mit gleicher Münze zurückzahlen und

knutschte meinen Exfreund Tim, den ich auf einer Party getroffen hatte. Besser gefühlt habe ich mich danach nicht. Ganz im Gegenteil; das schlechte Gewissen hat mich zerrissen.
Mein Stolz befahl mir zu gehen. Doch Markus war ein Meister der Manipulation und schaffte es jedes Mal, mich um den Finger zu wickeln. Entweder war das Geschreibsel zwischen ihm und Vivian, Tatjana und wie sie sonst alle hießen nicht ernst gemeint, oder ich müsse mich ja nicht wundern, wenn ich nur alle zwei Tage Sex mit ihm wollte, wenn er sich seine Triebbefriedigung anderweitig suchte. Manchmal entschuldigte er sich sogar unter Tränen, gestand ein, dass er ein Problem hatte und schwor mir Stein auf Bein, dass er sich ändern wollte. Ich bot ihm an, sich zu trennen, wenn ich ihm nicht genügen sollte. Das tat er tatsächlich, nur um eine Woche später angekrochen zu kommen. Er liebte mich, er brauchte mich, er habe nur diesen Drang, in anderen Frauen eine Anziehung zu ihm hervorzurufen. So erklärte er es mir. Ich beschloss, ihm noch eine weitere Chance zu geben.

Markus begriff, dass es für ihn das Einfachste wäre, mich umzupolen und mein Selbstbewusstsein in Grund und Boden zu stampfen. Er machte mich also systematisch fertig. Alles, was ich tat, dachte oder glaubte, wurde infrage gestellt. Er machte sich über mich lustig.

Er maßregelte mich permanent. Ich sollte Dinge nicht auf meine Art machen, denn das wäre falsch. Ich sollte Dinge am besten überhaupt nicht mehr machen. Er wollte alles für mich übernehmen, sodass ich dachte, nichts auf eigene Faust zu schaffen. Er machte mich komplett abhängig von ihm.
Markus schlug genau in die Kerben, in die Papa geschlagen hat. Ich war nichts wert, ich war dumm, ich konnte nichts. Um meine Empörung über seine Affären zu besänftigen und zu verhindern, dass ich doch irgendwann das Weite suchte, ließ er mir dosiert und wohlüberlegt eingesetzt seine Liebe zukommen. Und ich war auch noch empfänglich für diese Machtspielchen. Ein wirklich leichtes Opfer, das nicht wusste, wie ihm geschieht. Eine naive junge Frau mit blutenden Wunden, gefangen in einer durch und durch toxischen Beziehung.
Markus war sehr gut darin, seine eigenen Grenzen stetig zu erweitern und mich immer kleiner zu halten. Wenn wir bei Leuten eingeladen waren und ich etwas sagte, was ihm nicht passte, kniff er mich unterm Tisch fest in den Oberschenkel. Zu Ausbildungszeiten durfte ich nie ohne seine Begleitung vom Tisch des Lehrzimmers aufstehen und mit anderen Ausbildungskollegen zur Kantine gehen. Dieses Vorrecht behielt sich Markus vor. Er war so schrecklich eifersüchtig und mauerte gegen all unsere Kollegen, sodass bald niemand mehr

etwas mit uns zu tun haben wollte. Er forderte immer mehr Zeit mit mir ein und ließ mich kaum alleine mit Freunden weggehen. Das kam ihm natürlich zugute, weil er mich so am besten kontrollieren und abhängig von sich machen konnte. Er hat es wirklich geschafft, dass ich von mir selbst nichts mehr hielt und der Meinung war, diesen Mann in jeglicher Hinsicht zu brauchen, weil ich selbst nichts konnte. Ich habe mich nichts mehr getraut. Was ich an Selbstvertrauen in meiner Jugend dazugewonnen hatte, war nun komplett zerstört. Markus machte mich zum Wrack.
Er erniedrigte mich auch sexuell. Er pinkelte mich an, würgte mich, führte mir alle möglichen Gegenstände ein, fügte mir physische Wunden zu und nötigte mich zum Analverkehr. Nichts davon war schön für mich. Klar hätte ich nein sagen können, aber ich hatte Angst, dass er sich in diesem Fall wieder bei einer anderen Frau das suchte, was ich ihm nicht geben konnte. Und ich wollte ihn ja um jeden Preis halten. Außerdem redete Markus mir ein, dass das alles normal sei und ich mich prüde gab, wenn ich mich nicht darauf einließ. So verdreht hatte er meine Sichtweisen, dass ich diese Herabwürdigungen über mich ergehen ließ.

Einmal ist Markus zu weit gegangen. Er wollte mit mir schlafen, was oft mehrmals täglich der Fall war. Ich war müde, habe mich aber dennoch widerwillig darauf eingelassen. Während wir miteinander zu Gange waren, forderte er mich zum Analsex auf. Ich hasste Analsex. Markus war immer sehr grob und rücksichtslos. Als ich dieses Mal verneinte, muss bei ihm eine Sicherung durchgebrannt sein. Er zerrte mich gewaltsam an den Haaren auf den Bauch, legte seine Hände von hinten um meinen Hals und drückte fest zu, während er mir von hinten ohne Vorwarnung seinen dicken Schwanz in den Arsch rammte. Das ist das Brutalste, was ich je erlebt habe. Ich habe keine Luft bekommen und hatte Todesangst, weil ich zu ersticken glaubte. Ich riss hilflos an seinen Handgelenken und kann von Glück reden, dass ihm kurze Zeit später ein Licht aufgegangen ist. Nach etwa einer halben Minute ließ Markus schlagartig von mir ab und flüchtete in den Nebenraum, so als habe er plötzlich begriffen, was er angerichtet hatte. Ich konnte mich zunächst nicht rühren, schnappte keuchend nach Luft und heulte Rotz und Wasser. Markus ist nicht zu mir zurück ins Zimmer gekommen. Er hat sich geweigert, jemals mit mir darüber zu sprechen, was in diesem Augenblick passiert ist. Und ich habe mich geweigert, mit anderen Leuten darüber zu sprechen. Von diesem Moment an schlich sich eine Kälte in sein Betragen, die ich nicht mehr durchbrechen konnte. Wir waren nach diesem Vorfall noch etwa drei Monate zusammen, aber liebevoll berührt hat er mich seitdem nie wieder. Er war auch nicht mehr dazu in der Lage, mir seine Liebe mit Worten mitzuteilen. Markus war jetzt nur noch kalt, hart und kritisierend zu mir. Ich schätze, das machte es mir am Ende ziemlich leicht zu gehen. Wenn du nur noch die Peitsche zu spüren bekommst und dir das Zuckerbrot vorenthalten wird, hat selbst der niederste Sklave keinen Grund mehr, sich zu fügen. Als ich Markus die Trennung eröffnete, heulte er wie ein Schlosshund. Ich habe ihn noch nie so weinen sehen. Wie ein Ertrinkender klammerte er sich an mich und wollte mich nicht loslassen. Ich habe ihn zu diesem Zeitpunkt noch geliebt wie Sau. Aber ich stand vor der Wahl: Entweder rette ich mich selbst oder ich gehe mit ihm zugrunde. Glücklicherweise reichte ein Rest meines Selbsterhaltungstriebes noch aus, um mich für Ersteres zu entscheiden.

Nach der Trennung von Markus war ich komplett am Boden. Meine Traumblase von einer heilen Familienwelt war zerplatzt. Ich wusste nichts über mich selbst, außer dass ich mich über drei Jahre hinweg von der vermeintlichen Liebe meines Lebens abhängig gemacht hatte, die sich als Albtraum entpuppt hatte. Ich war Anfang 20, völlig verloren, versunken in Trauer um meinen Verlust und hing in einem Beruf fest, den ich bereits aus Angst vor meinem Versagen in der Ausbildung abgebrochen hätte, wenn Markus mir nicht eingetrichtert hätte, dass ich ihn ausüben soll. Immerhin eine gute Sache, die er vollbracht hat.

Ich weinte fast jeden Tag, weil mir jedes Mal nach dem Aufwachen schmerzlich bewusst wurde, dass Markus nicht mehr an meiner Seite war. Er fehlte mich schrecklich, oder besser gesagt fehlten mir seine liebevolle Version und die Idee von unserer gemeinsamen Zukunft, die ich in meinem Herzen bewahrt hatte.
Ich bin mir sicher, dass das zweite Durchleben des Verlusts eines geliebten Menschen, den ich mit aller Macht retten wollte, meine innere Leere hervorgerufen hat. Zwei Traumata waren ein Trauma zu viel für mich. Mein Lebensinhalt war einst Papa, dann war mein Lebensinhalt Markus und jetzt stand ich da mit Nichts. Nicht einmal eine Persönlichkeit hatte ich, denn Markus hatte alles daran gesetzt, diese zu zerstören. Wie soll man nach solchen Erfahrungen glauben, noch irgendwas Schönes vom Leben erwarten zu dürfen? Ich zweifelte an so ziemlich allem, aber am meisten an mir selbst. Durch meine riesige Angst, Fehler zu machen, stand ich mir oft selbst im Weg. Die unglückliche Konstellation meiner Umstände erschwerte mir den Berufsstart ungemein. Da ich mich nicht recht traute, das Gelernte umzusetzen, erstarrte ich leider viel zu oft in Untätigkeit, was im Polizeiberuf das Fatalste ist, was man tun kann. Von den Arbeitskollegen fragten sich natürlich einige, was mit mir nicht in Ordnung sei und ließen mich das spüren, anstatt mich direkt darauf anzusprechen. Ich machte mir einen Kopf ohne Ende da-

rum, was die anderen Leute von mir denken könnten. Ich war ja so schlecht in allem, was ich tat. Damit wiederholte ich unbewusst die negativen Glaubenssätze, die mir von Papa und Markus eingeimpft worden waren. Die Abwärtsspirale verstärkte sich.
In meinem Körper fühlte ich mich schon lange nicht mehr wohl. Weil ich Markus so sehr vermisste, hatte ich oft aus Frust ganze Eisbottiche geleert und ungesundes Fastfood zu mir genommen. Dadurch hatte ich vielleicht ein bis zwei Kilo zugelegt. Ich war immer schon eher kräftigerer Statur und könnte niemals aussehen wie ein zierliches Model à la Twiggy, weil allein meine Knochenstruktur schon ganz anders beschaffen ist. Doch in meinem kranken Kopf brachte ich diesen Umstand natürlich mit meiner Unzulänglichkeit in Verbindung und nahm mir vor, abzunehmen und mich meinem Körperideal anzunähern. Nur so könnte ich endlich Anerkennung bekommen, dachte ich. Und hier ging die Fresserei los. Der Rest ist Geschichte.
Man sieht anhand meiner Erzählungen, dass einige Faktoren zusammen kamen zur Entstehung der Esssucht. Für eine kurze Zeitspanne und einen verunsicherten Menschen waren das zu viele Traumata auf einmal. Ich konnte das alles nicht verpacken und habe mir eine Überlebensstrategie gesucht in Form von Binge Eating. Dabei handelt es sich nicht zuletzt um einen Weg, sich zu entspannen, loszulassen, sich hinzuge-

ben, Stress abzubauen, weil das vergiftete Selbst es nicht auf andere Weise kann. Wenn es nicht furchtbar krank wäre und in der Seele und im Körper großen Schaden anrichten würde; wenn es nicht eine Form der Realitätsflucht und Verdrängung wäre, würde das Binge Eating zur Stressminimierung auf Lebenszeit sehr gut funktionieren.
Zur Entstehung einer Essstörung tragen also Traumata bei. Seelische Verletzungen; aufgerissene Narben; unbearbeitete Gefühle, die sich durch die Sucht nach draußen kämpfen. Die Flucht vor sich selbst und den eigenen Impulsen spielt eine große Rolle. Ein hoher Erwartungsdruck, dem man meint, entsprechen zu müssen. Unrealistische Körperideale, an denen man sich orientiert, präsentiert durch die Gesellschaft und social media.

Mangelnder Selbstwert und Selbstliebe. Negative Glaubenssätze, die einem eingeredet wurden, bis man selbst davon überzeugt ist. Erfahrungen von Macht- und Hilflosigkeit in der Kindheit und auch als Erwachsener. Man versucht, die Kontrolle zurückzuerlangen, indem man eine der wenigen Dinge kontrolliert, die in der eigenen Macht stehen: Essen und Nichtessen.

Dein Hintergrund und deine Umstände haben vielleicht beeinflusst, wer du bist, aber du bist verantwortlich dafür, zu wem du wirst.
– Darren Hardy –

Physische Ursachen für die Entstehung einer Essstörung

Auch wenn es sich bei Essstörungen um Erkrankungen der Psyche handelt, glaube ich daran, dass unsere evolutionsbiologischen Komponenten eine Rolle bei der Entstehung dieser Krankheit spielen.

Wie eingangs erwähnt, muss ich erneut auf die Hochsensibilität zu sprechen kommen. Hochsensible Menschen haben erstaunlich oft unter extremen Kompensationsschwierigkeiten zu leiden, weil sie sich in der Regel von der Reizüberflutung der Umwelt überfordert fühlen. Stellen wir uns bildlich vor, jeder Mensch trüge eine Box in sich mit einem Fassungsvermögen für Umweltreize. Manche Leute sind im Besitz großer Umzugskartons, andere tragen eben kleine Mini-Schächtelchen mit sich herum. Weil hochsensible Menschen wie Schwämme sind, die alles in sich aufsaugen und unnötige Reize schlecht ausblenden können, fühlt es sich an, als trügen sie lediglich das kleine Mini-Schächtelchen mit sich, dessen Kontingent an Aufnahmefähigkeit schnell erreicht ist. Das Gehirn ist total überflutet von Sinneseindrücken und deshalb ist es ratsam, sich häufiger Ruhephasen zu gönnen, in denen das Schächtelchen sozusagen geleert wird, damit man wieder gewappnet ist für den Alltag und weitere Dinge aufnehmen kann. Dieses Aufladen der Akkus ist für alle Menschen, aber insbesondere für Hochsensible, enorm wichtig und wird leider in unserer schnelllebigen Zeit häufig vergessen. Ich selbst habe meinen Drang nach Ruhe oft ignoriert, da ich der Auffassung war, etwas mit mir sei falsch und ich müsse mich eben zusammenreißen, wenn mehrere Termine aufeinander folgten. Dieses Denken führt leider dazu, dass man sich dauerhaft gestresst fühlt und Stress ist ein Hauptauslöser für impulsives Kompensationsverhalten. Dabei muss es sich nicht zwangsläufig um Fressanfälle handeln, doch wenn man eine Neigung zum emotionalen Essen hat, also Essen als Gefühlsregulierer zweckentfremdet, dann werden Heißhungeranfälle extrem begünstigt.

Essen kann zur Bedürfnisbefriedigung eingesetzt werden und bietet sich dafür praktisch an. Es ist leicht zu bekommen, für jedermann erschwinglich, es sorgt für Entspannung, da ein gedehnter Magen die entsprechenden Signale ans Gehirn aussendet. Kohlenhydrate wirken beruhigend auf den Organismus, Zucker setzt Endorphine frei, Proteine und Fette sorgen für zusätzliche Sättigung. Das Geschmackserlebnis kann ein Hochgefühl auslösen und enorme Glückshormone ausschütten. Warum für viele Menschen ausgerechnet Lebensmittel als Ersatzdroge herhalten, sollte in wenigen Sätzen deutlich geworden sein.

Ich war immer eine gute Esserin mit einem gesegneten Appetit. Schon als Kind konnte ich große Portionen verdrücken. Da ich immer sportlich und von stämmigem Körperbau war, habe ich einen ordentlichen Tagesverbrauch und benötige sehr wahrscheinlich auch mehr Nahrung als zierlichere Personen. Bevor die großen Wachstumsschübe im Teenager-Alter einsetzten, legte ich im Alter von etwa 10-11 Jahren ein wenig an Gewicht zu. Es war nicht dramatisch, ich war eben nur ein bisschen moppelig. Gestört hat es mich zu diesem Zeitpunkt nicht. Ich hatte gute Freunde, schrieb gute Noten in der Schule und hatte nicht den Eindruck, wegen ein paar überflüssigen Pfunden verurteilt zu werden. Man lebt als Kind eben ziemlich unbeschwert und es ist einem völlig egal, ob man etwas speckiger wird, weil man sich hin und wieder eine ganze Tüte Süßigkeiten reinhaut. Manchmal sehne ich mich zurück in diese Zeit, in der einem das eigene Körpergewicht und die Nahrungsaufnahme scheißegal waren, weil man geliebt wurde für das, was man war. Es war so unschuldig, frei und entspannt. Aber eines Tages habe ich angefangen, mich mit anderen zu vergleichen. Da gab es diese Mitschülerin, die viel mehr Oberweite hatte als ich. Jene Freundin war extrem schlank und grazil, was ich niemals sein würde. Immer wieder begegneten mir in meinem Leben optisch wunderschöne Frauen, die mich teilweise in den Wahnsinn trieben vor Neid, weil ich mit mir selbst so unzufrieden war und mir nichts sehnlicher wünschte, als auch so ein unschlagbar gutaussehendes Mädchen zu sein. Was ich dabei nicht begriff, waren zwei Dinge:

1. Ich bin und war gemessen an allgemeingesellschaftlichen Maßstäben rein optisch nie unattraktiv. Klar bin ich nicht superschlank, aber ich habe ein hübsches Gesicht, lange, schöne Haare und einen weiblich sportlichen Körperbau.

2. Eine glückliche Ausstrahlung und Zufriedenheit mit sich selbst machen einen Menschen anziehend und schön. Wenn du nur hübsch aussiehst, aber mit einem Gesicht wie sieben Tage Regenwetter rumläufst und ständig einen Grund zum Meckern findest, sucht garantiert niemand freiwillig deine Nähe.

Aber das war mir damals alles nicht bewusst. Ich dachte, dass ich dem Schönheitsideal so nahe wie möglich kommen muss, um Akzeptanz zu finden. Ich habe mich in dieses Bestreben so weit reingesteigert, dass ich sozusagen ständig Diät hielt und mehr Sport machte, als mir gutgetan hätte. Ich hätte bei meinem Sportpensum und angesichts meines von Natur aus höheren Kalorienverbrauchs viel mehr essen müssen, als ich es getan habe. Stattdessen musste ich mich zwingen, abends mit knurrendem Magen einzuschlafen und bei jedem Stück Kuchen, das mir angeboten wurde, nein zu sagen. Ich habe gegen meinen Körper gekämpft, weil ich zwanghaft etwas erreichen wollte, wofür mein Körper nicht gemacht ist. Mein kräftiges, breites Skelett ist eben für mehr Gewicht ausgelegt. Ich baue sehr schnell Muskeln auf, die auch mehr wiegen als Körperfett. Wie zur Hölle sollte ich zur Miss Size Zero werden, ohne mich dabei komplett zu zerstören? Selbst in meinen abgemagertsten Zeiten habe ich nie Größe XS tragen können, weil mein Kreuz und meine Hüfte knochenmäßig zu breit sind. Der Hunger, dem ich mich aussetzte, war extrem und wurde immer schlimmer, bis mein Körper irgendwann die Notbremse zog und mit unfassbar starkem Heißhunger reagierte. Der erste Essanfall ließ nicht lange auf sich warten. Ein zermürbender Kreislauf aus Reduktionsdiäten mit Hungerphasen und anschließenden Fressgelagen nahm seinen Anfang.

Wenn man bestimmte Verhaltensmuster ständig wiederholt, werden diese im Gehirn abgespeichert. So wird gewährleistet, dass man bei verschiedensten Auslösern für hochemotionale Phasen darauf zurückgreifen kann, um seine Gefühlswelt zu regulieren. Das Erste, worauf man also kommt, wenn man sich beispielsweise vernachlässigt oder abgewiesen fühlt, ist das Essen, welches man bereits automatisiert für solche Fälle anwendet. Diese eingegrabenen Pfade im Gehirn müssen langfristig mit anderen Verhaltensweisen überschrieben werden, damit man das Essen als Bewältigungsstrategie aus seinem Kopf herausbekommt. Dabei handelt es sich um einen Prozess; nichts geht von jetzt auf gleich. Doch ich möchte darauf hinweisen, dass lebenslanges Lernen möglich ist. Nur weil man jahrelang das Gleiche wiederholt hat und vielleicht schon fortgeschrittenen Alters ist, bedeutet das nicht, dass schlechte Angewohnheiten bleiben müssen. Die Strukturen unseres Gehirns, unseres Denkens und Fühlens können wir jederzeit verändern, wenn wir mit Kontinuität Neues einüben.

Ich möchte auch auf die heutigen Nahrungsmittel zu sprechen kommen, die sich in unserer westlichen Ernährungsform doch stark von früheren Lebensmitteln unterscheiden. Diese Thematik möchte ich nur kurz anreißen, weil genau diese Angst vor ungesunden, künstlichen Nahrungsmitteln ein prägnanter Trigger sein können für eine Essstörung. Doch wenn ich diesen Punkt ganz außen vor ließe, würde ich eine Gegebenheit missachten, die einen großen Einfluss auf die menschliche Biologie ausübt.

Wenn man sich die Masse an Zusatzstoffen, Ladungen an Zucker und schlechten Fetten in heutigen industriellen Nahrungsmitteln vor Augen führt, ist es nicht verwunderlich, dass Menschen vermehrt unter den sogenannten Zivilisationskrankheiten leiden, welche es früher schlichtweg nicht gegeben hat. Natürliche Nahrung war immer der Schlüssel zur Gesundheit. Heute essen sich die Menschen krank, weil alles schnell gehen muss und manche Lebensmittel von der chemischen Zusammensetzung so konzipiert wurden, dass sie süchtig machen können. Die Nahrungsmittelindustrie hat kein Interesse daran, unsere Gesundheit zu erhalten. Die Nahrungsmittelindustrie ist auf Profit aus und wenn das bedeutet, dass wir durch zu viel Geschmacksverstärker, Transfette oder massenhaft Zucker krank werden, dann wird das ohne mit der Wimper zu zucken von den Interessenten der Wirtschaft in Kauf genommen. Hauptsache, man kann den Kunden langfristig an ein Produkt binden, weil es unnatürlich gut schmeckt. Es ist Fakt, dass Ratten in Tierstudien mit Vorliebe die Zuckerlösung wählen, anstatt sich für eine Trinklösung mit Kokain zu entscheiden. Wissenschaftler sprechen von suchtauslösender Wirkung im Gehirn durch Zucker. Es ist Fakt, dass Transfettsäuren im Körper zu Entzündungen führen und Geschmacksverstärker den Darmtrakt belasten. Nährstoffarme Lebensmittel wie Brot und Pasta werden den proteinreichen Nährstoffbomben wie Fleisch und Eiern durch den Vegan-Trend vorgezogen. Es ist nicht verwunderlich, dass die Menschheit sich mit bisher unbekannten Krankheiten herumschlagen muss, wenn sie sich plötzlich anders ernährt als die letzten Jahrtausende.

Weiterhin bin ich mir sicher, dass Heißhunger und Essgelage für unsere frühen Vorfahren etwas Nützliches waren. Es gab keine Garantie dafür, täglich ausreichend und gut mit Nahrung versorgt zu sein. Manchmal musste man tagelang warten, bis einem das nächste Mammut über den Weg lief, das man erlegen konnte. Und dann hieß es zuschlagen, um genug Reserven für die nächste Hungerphase anlegen zu können. Wenn ein Jäger und Sammler Honig fand, war es für ihn sicher kaum möglich, nach ein, zwei Bissen aufzuhören. Das Gehirn signalisiert, dass man von salzigen, zuckrigen und fettigen Lebensmitteln so viel wie möglich essen sollte. Das war damals überlebensnotwendig, denn wie hätten die Menschen sonst in Zeiten der Nahrungsmittelknappheit überleben sollen, wenn sie nicht den Drang gehabt hätten, möglichst viel von hochkalorischen und mineralstoffreichen Speisen zu essen, sobald diese verfügbar waren? Wir können also alle nicht raus aus unserer Haut. Die Gene der Jäger und Sammler sind immer noch unsere. Wir tragen das evolutionäre Erbe in uns. Das übermäßige Essen wurde uns sozusagen in die Wiege gelegt.
Ich denke, dass man bei diesem Thema die Balance finden muss. Man darf sich nicht in einem Ernährungsoptimierungswahn verlieren und auf Teufel komm raus alles meiden, was nicht absolut natürlichen Ursprungs ist. Aber gleichzeitig ist es absolut schädlich für den

Körper, wenn man komplett auf die Ernährung scheißt und nur noch Schwachsinn zu sich nimmt. Denn unser Körper hat Bedürfnisse nach Nährstoffen, Mineralien, Vitaminen, Fetten, Proteinen und auch Kohlenhydraten und wenn ich diese Bedürfnisse nicht erfülle, weil ich hauptsächlich, Pasta, Brot und verarbeiteten, nährstoffarmen Müll esse, entwickelt sich Heißhunger, hinter dem oftmals der Versuch des Körpers steckt, mehr Nährstoffe einzuholen, damit wir wieder reibungslos funktionieren. Wenn man sich an einer gesunden, eher ursprünglichen Ernährungsweise orientiert, sich aber gleichzeitig nichts verbietet und gelegentlich Ausnahmen zulässt, die nicht perfekt sind, dann kann man ein seelisch und körperlich gesundes Leben führen.

Jemand, den ich liebte, gab mir einmal eine Kiste voller Dunkelheit. Ich habe Jahre gebraucht, um zu verstehen, dass auch dies ein Geschenk war.
– Mary Oliver –

Lügen und andere Abartigkeiten

Wenn man essgestört ist, lässt man sich alle möglichen Lügengeschichten einfallen, um nicht offen dazu stehen zu müssen, dass man ein Problem hat. Dieser Kontrollverlust in Form von Essanfällen ist so sehr mit Scham behaftet, dass man alle möglichen Verschleierungsversuche vornimmt, um nicht aufzufliegen. Essattacken finden heimlich statt. Niemand darf sehen, wie man sich vollstopft und einfach nicht aufhören kann. Niemand darf erfahren, dass man auch nach jahrelanger Plage zu schwach ist, einen Ausweg zu finden. Man verurteilt sich selbst für seine Schwäche und ist sich sicher, dass auch andere das tun würden. Also findet die Essstörung in der Regel im Verborgenen statt und in vielen Fällen sieht man es den Betroffenen noch nicht einmal an.

Ich möchte an dieser Stelle von meinen Lügen erzählen, die alle dem Zweck dienten, meine Essstörung mittels vorgeschobenen Gründen geheim zu halten. Ich möchte offenbaren, wie weit jemand gehen kann, um seine Krankheit nicht zeigen zu müssen, weil er sich so sehr dafür verachtet.

Zuerst sei gesagt, dass man gefühlsmäßig durch die Hölle geht mit einer Essstörung. Die eigenen Abgründe, in die man blickt, erschrecken einen zutiefst, weil man nie gedacht hätte, dass diese in einem schlummern. Es geht nicht nur darum, das Fressen vor anderen zu verbergen, sondern auch um die eigene Unzulänglichkeit, das Unvermögen, die Dunkelheit. In den Phasen, in welchen das Monster in einem überhandnimmt, ist einem alles egal. Wirklich alles. Der einzige Lebensinhalt besteht darin, das Monster zu füttern, bis man aus allen Nähten platzt. Man gibt einen Dreck auf Verpflichtungen, Folgeschäden und sogar auf die Liebe für andere. Ich habe ganz oft Nahestehende vernachlässigt, weil ich einfach drauf geschissen habe. Ich hatte keine Zeit und keine Energie, um mich auf etwas anderes als mich selbst und meinen unendlichen Hunger zu konzentrieren. Wenn man nicht aufpasst, könnte man irgendwann meinen, man sei nicht nur dumm, hässlich, fett und bedeutungslos, sondern auch ein durch und durch schlechter Mensch mit einem miesen Charakter. Je tiefer ich in die Essstörung geglitten bin, desto mehr zweifelte ich an meinem menschlichen Wert. Wenn man essgestört ist, identifiziert man sich zu 100 % mit seiner Essstörung. Die Krankheit macht einen aus und bestimmt das ganze Leben. Dass man die Erkrankung nicht in den Griff kriegt, verstärkt das Gefühl von Wertlosigkeit. Dass ich in meinen Augen nichts wert war, durfte keiner wissen, weil ich mich endlos dafür schämte, zu was ich geworden war.

Ich war jemand, der sich bei der Arbeit unzählige Male krankgemeldet hat, weil ich psychisch oder körperlich total angeschlagen war von der letzten Fressattacke. Was bedeutet das genau? Wenn ich gefressen hatte, ging es mir einige Tage danach auf ganzer Linie richtig schlecht. Mein Verdauungssystem war vollkommen überfordert damit, die riesigen Nahrungsmengen zu Verwerten. Ich litt unter Völlegefühl, Verstopfung, Durchfall, Blähungen, vermehrter Schweißproduktion durch die plötzlich hohe Energiezufuhr und einem aufgedunsenen Blähbauch. Ich hatte tierische Angst davor, man könnte mir ansehen, dass ich Unmengen gefuttert hatte. Ich wollte mich nur noch verkriechen in meinen eigenen vier Wänden, mich nicht bewegen und abwarten, bis mein Körper sich erholt hatte und ich durch exzessiven Sport und strenge Diät wieder einige Kilos verloren hatte, damit mir meine Klamotten wieder besser passten. Um mich in meiner aufgedunsenen Form und mit all der Scham vor meinen Arbeitskollegen nicht zeigen zu müssen, habe ich mich krankgemeldet, wenn ich der Meinung war, deren Blicke nicht ertragen zu können. Natürlich nicht jedes Mal, aber es kam doch alle paar Wochen vor. Ich habe irgendwann angefangen, schwerwiegendere Krankheiten zu erfinden, um mit Begründung länger abwesend sein zu können. Während der Corona-Pandemie habe ich keine Mühen gescheut, ein positives Testzertifikat zu fälschen, um mich längere Zeit rausnehmen zu lassen. Als ich aufgrund heftiger Essanfälle in kurzer Zeit wirklich stark zugenommen hatte, täuschte ich eine akute traumatische Belastungsstörung vor, damit ich in Ruhe mehrere Wochen fasten konnte, um danach wieder wie die Idealversion von mir selbst auf der Arbeit zu erscheinen. Niemand zweifelte an meinen Geschichten, weil ich mich blendend darauf verstand, meine Erfindungen in tatsächliche Umstände zu verstricken. Kurz vor meiner angeblichen Corona-Infektion zum Beispiel war ich auf Reisen und hatte viel Menschenkontakt. Meine traumatische Belastungsstörung hätte gut und gerne eine vorübergehende Suspendierung vom Dienst auslösen können. Wer hätte gewagt, diese sensiblen Themen zu hinterfragen? Mit der Zeit lernt man, seine erfundenen Geschichten in die tatsächlichen Lebensereignisse einzuflechten, um sie glaubwürdiger erscheinen zu lassen. Bei einem mehrtägigen Betriebsausflug, den ich aus genannten Gründen um jeden Preis meiden wollte, behauptete ich, dass meine Mutter einen Schlaganfall gehabt hätte. Sie brauche mich dringend zu Hause, daher könne ich auf keinen Fall an dem Wochenendtrip teilnehmen. Angesichts der Flut an Mitleidsbekundungen und angebotener Hilfe von meinen Kollegen fühlte ich mich erbärmlich.

Wenn jemand Kuchen zur Arbeit mitbrachte, aß ich diesen nie. Kuchen war böse und schlecht und wenn mich doch jemand dazu nötigte, das Gebäck zu probieren, packte ich es auf einen Teller, nippte daran und gab vor, im Nebenraum weiteressen zu wollen. Dort landete der Kuchen entweder im Mülleimer oder eingehüllt in Küchenpapier in meiner Tasche, damit ich das Zeug später entsorgen konnte. Die soziale Komponente beim Essen erzeugte bei mir immer Druck. Ich fühlte mich dazu genötigt, Dinge zu essen, die ich nicht essen wollte, um andere nicht zu enttäuschen. Da war es für mich das Beste, zu lügen.

Als ich wieder einmal in einer mehrtägigen Fressspirale feststeckte, hielt ich es bei der Arbeit nicht mehr aus. Ich wollte nur noch nach Hause und mich vollstopfen. Also gab ich vor, Kopfschmerzen und Durchfall zu haben und war zwei Stunden vor Dienstende entlassen. Da zu dieser Uhrzeit kein Geschäft mehr geöffnet hatte, ich aber dringend Nahrungsmittel beschaffen musste für meinen Essanfall, fuhr ich geradewegs zu McDonald's. Dort bestellte ich mir eine große Tüte mit Burgern und Pommes und natürlich noch Eis und Apfeltaschen dazu. Auf dem Weg nach Hause wurde ich überraschenderweise von zwei Arbeitskollegen im Streifenwagen angehalten, die mich von der Einfahrt von McDonald's auf die Straße haben abbiegen sehen. Beide fragten mich, was das denn sollte, mit meinem Durchfall noch zu McDonald's zu fahren. Ich gab vor, mir nur ein paar Pommes bestellt zu haben, weil ich dringend etwas Salziges, Stopfendes gebraucht hatte. Zum Glück hatte ich die vielen Tüten in meinem Fußraum deponiert, sodass meine Kollegen in der abendlichen Dunkelheit nicht sehen konnten, was ich tatsäch-

lich alles gekauft hatte. Ertappt fühlte ich mich trotzdem und es war mir unsagbar peinlich.
Doch nicht nur vor Arbeitskollegen habe ich Krankheiten erfunden, sondern auch vor meinen Bekannten, Angehörigen und Freunden. Immer dann, wenn ich mich nicht getraut habe, zu einer Verabredung zu erscheinen, weil es mir verdammt schlecht ging, habe ich gelogen und einen Infekt vorgetäuscht. Um meine doch zahlreichen Krankheitsfälle zu rechtfertigen, habe ich irgendwann vorgegeben, Unverträglichkeiten auf bestimmte Lebensmittel zu haben. Außerdem hatte das den großen Vorteil, dass so niemand mehr hinterfragte, warum ich dieses oder jenes nicht esse. Denn ich wollte ja in meinen Diätphasen um keinen Preis gewisse Sachen zu mir nehmen, die ich für höchst ungesund hielt. Jeder wusste somit: Sie hat nun mal eine Unverträglichkeit; sie darf das nicht essen; Ende der Fragerei. Somit hoffte ich, mir das Leben dahingehend zu vereinfachen, dass ich meiner Kategorisierung von Lebensmitteln in Gut und Böse weiterhin auch bei Einladungen und Besuchen folgen konnte, ohne jedes Mal zu erklären, warum ich nicht so aß wie jeder andere auch. Dass ich darüber hinaus jeglichen kulinarischen Genuss verpasste, war mir egal.
Oftmals gab ich vor, schon groß gegessen zu haben, wenn ich irgendwo eingeladen war. Denn ich konnte ja unmöglich dieses in schlechtem Öl angebratene Billig-Fleisch mit Geschmacksverstärkern vollgepumpter Soße

essen, das mein Gastgeber in liebevoller Mühe zubereitet hatte. Es war generell schwierig für mich, mit anderen Leuten gemeinsam zu essen; sei es bei jemandem zu Hause oder auswärts. Ich konnte weder über die Kalorienanzahl der Mahlzeit sicher sein, noch wusste ich, welch schändliche Lebensmittel bei der Zubereitung verwendet wurden. Ich hatte ja zusätzlich zum Binge Eating noch eine ausgewachsene Orthorexie. Orthorexie beschreibt eine Störung des Essverhaltens, bei welcher der Betroffene der Meinung ist, seinem Körper nur reine und besonders gesunde Lebensmittel zuführen zu dürfen, um dem Körper nicht zu schaden.

Wenn meine Mama mir Essensreste mitgeben wollte, habe ich meistens nein gesagt, weil es nicht meinem orthorexen Essensplan entsprach. Um nicht aufzufallen, habe ich mir manchmal Mahlzeiten mitgeben lassen und es sofort im nächsten Mülleimer entsorgt. Oftmals veranlasste ich dies noch auf dem Weg nach Hause, weil ich bei mir zu Hause in Versuchung geraten wäre, die leckeren Plätzchen oder den guten Braten doch zu essen. Manchmal, wenn ich allein zu Hause bei Mama war und dort auf ihren Feierabend wartete, schaute ich nur aus Neugier in ihren Kühlschrank und ihre Schubladen. Teilweise schüttelte es mich vor Widerwillen bei all dem ungesunden Industriefraß und ich kam mir wieder vor wie ein König, weil ich darüber erhaben war und auf meine Nahrungszufuhr achtete. Doch es kam vor, dass

ich bei all den Leckereien einem Fressanfall erlag und Mamas Schubladen plünderte. Dabei sah ich mich vor, nicht mehr zu nehmen, als aufgefallen wäre. Ich nahm von allem nur ein bisschen und ließ immer so viel zurück, dass keine Rückfragen gestellt wurden oder sich jemand wundern konnte, wo all das Essen geblieben war.
Auch vor meinen Nachbarn musste ich lügen. Wie man sich vorstellen kann, habe ich zu manchen Zeiten extrem viel Verpackungsmüll produziert. Der ganze Mist musste entsorgt werden und hin und wieder führte das dazu, dass die Gemeinschaftstonne schon voll war, obwohl die Müllabfuhr diese erst vor ein paar Tagen geleert hatte. Meine Nachbarn sprachen mich einmal darauf an, warum ich als Einzelperson immer so viel Müll habe. Ich lächelte entschuldigend und gab vor, in letzter Zeit viel Besuch gehabt und Partys gefeiert zu haben. Um nicht mehr negativ aufzufallen, sammelte ich von da an meinen Abfall in meiner Wohnung, bis die Fressphase vorüber war und entsorgte diesen nachts klammheimlich in fremden Gemeinschaftstonnen. Oder ich fuhr extra zu öffentlichen Müllcontainern und schmiss meinen Abfall dort weg.
An einem Sonntag hatte mal wieder jemand Kuchen mitgebracht. Es gab ja ständig etwas zu essen, dem ich mich jedes Mal erfolgreich entzog. Aber dieses Mal sollte es mir nicht gelingen. Der Kuchen sah so schmackhaft aus und ich hatte riesigen Hunger, weil ich seit Tagen kaum gegessen hatte. Der Kuchen lachte mich jedes Mal

an, wenn ich an ihm vorbeilief. Irgendwann hielt ich den Fressdruck nicht mehr aus, stahl mir in einem unbeobachteten Moment gleich drei Stücke und verschwand damit auf der Toilette, wo ich mir in Windeseile den Kuchen einverleibte. Okay, jetzt ist wieder eh alles egal, denn ich habe versagt, dachte ich mir und beschloss, einen hemmungslosen Essanfall zu haben, wenn ich nach Hause käme. Doch leider war es Sonntag, sodass ich nicht würde einkaufen gehen können. Herzhafte Sachen hatte ich in meinem Kühlschrank, nur mein Vorrat an Süßigkeiten ließ zu wünschen übrig. Das Einzige, was ich noch zu Hause hatte, waren Eier und Mehl. Daraus könnte ich mit etwas Zucker einen rohen Teig zum Löffeln anfertigen. Zucker könnte ich hier bei der Arbeit mitgehen lassen. Mit diesem Gedanken schlich ich mich heimlich in die Arbeitsküche, als niemand zusah und wickelte dort an der Kaffeemaschine mehrere Würfel Zucker in eine Serviette. Dumm nur, dass sich unbemerkt ein Kollege von hinten näherte und mein geheimes Schaffen beobachtete. Als ich mich umdrehte, wäre ich fast gestorben vor Schreck und Scham. Mein Kollege sprach mich darauf an, was ich mit dem ganzen Zucker vorhabe. Ich versank förmlich im Boden und stammelte etwas von einem Kuchen, den ich nachher dringend noch für meine Schwester backen müsse und von mangelndem Zuckervorrat zu Hause. Gott, war mir das unangenehm.
Ein anderes Mal habe ich einen eigentlich tollen Urlaub

mit meiner Freundin Janina in Spanien abgebrochen. Gemeinsam haben wir den "Camino Primitivo", eine der schwierigsten Strecken des Jakobsweges, erschlossen und wollten ab Santiago de Compostella weiter bis ans sogenannte "Ende der Welt", eine Landzunge mit wunderbarem Ausblick auf den Atlantischen Ozean. Einige Kilometer vor Santiago de Compostella trafen wir auf eine Gruppe sympathischer Amerikaner, denen wir uns spontan für die nächsten Tage anschlossen. Da Janina eine längere Auslandszeit mit Masterabschluss in den USA verbracht hatte, sprach sie fließend Englisch, ganz im Gegensatz zu mir. Ich fühlte mich oft ausgeschlossen von der Gruppe, da ich mit meinem rudimentären Schulenglisch nicht so gut kommunizieren konnte, wie die anderen untereinander. Zudem fühlte sich mein mickriges Ego von Janina vernachlässigt, was rückblickend betrachtet mehr als kindisch ist. Doch derzeit konnte ich nicht aus meiner Haut und eine entzündete Wundblase an meinem Zeh brachte das Fass zum Überlaufen. Es war mal wieder Krieg gegen meinen Körper angesagt und der nächste Essanfall bahnte sich an. Ich setzte ihn um, als Janina mit den Amerikanern in Santiago de Compostella ausging und ich mit vorgetäuschten Kopfschmerzen in unserer Unterkunft zurückblieb. Als die anderen außer Haus waren, besorgte ich mir in einem Lädchen um die Ecke spanischen Mandelkuchen, Schokolade, Nüsse, Chorizo und was sonst noch zu kriegen war und aß alles

auf. Danach setzten wieder die Schuldgefühle und das Unwohlsein ein. Ich konnte und wollte den Jakobsweg nicht weitermachen. Ich wollte sofort nach Hause, meine Wunden lecken und weitere Fressanfälle haben. Die Reise zu Ende zu bringen machte in meinem Gefühlszustand keinen Sinn mehr für mich. Anstatt mit Janina offen zu reden und ihr mitzuteilen, was mit mir los war und ihr von meiner Eifersucht auf die Amerikaner zu beichten, stellte ich sie vor vollendete Tatsachen und reiste am nächsten Morgen ab. Ich habe sie bitterlich enttäuscht und wenn ich könnte, würde ich es rückgängig machen. Im Nachhinein, lange Zeit später, habe ich ihr alles im Detail erklärt. Sie fragte mich nur, warum ich ihr in Gottes Namen nicht gesagt hatte, wie ich mich fühlte. Wir hätten uns schon früher von den Amerikanern trennen können, meinen wunden Zeh schonen und vielleicht gemeinsam auf das Essen achtgeben können. Stattdessen hatte ich mich von allem abgekapselt, Janina ausgeschlossen und wieder mein Ego-Ding durchgezogen.
Es gab eine kurze Zeit, in der ich vorübergehend mit einem Mann zusammengewohnt habe. Selbst in dieser Zeit fand ich einen erfolgreichen Weg, um mich ungestört meinen Fressanfällen hinzugeben. Ich erfand Verabredungen als Vorwand, um die Wohnung verlassen zu können. Oder ich provozierte Streitigkeiten, um danach wutentbrannt aus der gemeinsamen Wohnung zu flüchten. Ich kaufte mir dann wieder massig Fast Food an der

Tankstelle oder im Discounter und fraß alles in meinem Auto auf. Das war nicht so angenehm, wie zu Hause in den eigenen vier Wänden zu futtern, da man ständig mit vorbeilaufenden und dumm guckenden Passanten rechnen musste. Aber wenn die Essstörung hervorbricht, schafft man sich immer Zeit, Raum und Möglichkeiten, selbst wenn man mit jemandem zusammenlebt.

Eine der größten Lügen meinerseits ist die Vorgaukelei vor meiner Familie und meinen Freunden, dass ich die Essstörung im Griff und kaum noch Rückfälle habe. Ich wollte damit erreichen, dass sich niemand mehr Sorgen macht und drängende Fragen stellt, die mich in Erklärungsnot bringen. Eine meiner Freundinnen zum Beispiel hat mir das Versprechen abgerungen, eine weitere Psychotherapie in Anspruch zu nehmen, wenn ich nicht bis Tag X „clean" bin. Ich wollte ihr nicht eingestehen, dass das Ultimatum längst abgelaufen war und ich immer noch mit mir selbst zu kämpfen hatte. Und ich wollte keine weitere in meinen Augen sinnlose Therapie. Ich wollte es selbst schaffen und meinen eigenen Weg finden. Ich wollte nicht immer wieder mit druckerzeugenden Fragen konfrontiert werden, wenn ich meinen selbst auferlegten Essensregeln folgte. Ich wollte auch nicht dazu stehen, dass ich das Problem nach all der Zeit immer noch auf meinen Schultern trug. Ich schämte mich doch so sehr dafür. Deshalb zog ich es vor zu behaupten, dass mit mir alles in bester Ordnung sei.

Auf all diese Lügen bin ich keinesfalls stolz und ich weiß, dass ich damit das Vertrauen meiner Mitmenschen in Mitleidenschaft gezogen habe. Mit dieser Konsequenz muss ich leben. Um einen Erklärungsversuch zu starten, muss ich anmerken, dass ganz oft die Krankheit aus einem spricht und handelt, nicht man selbst. Die Krankheit ist wie ein schwarzer, unbewusster Teil, den man nicht kontrollieren kann. Manchmal glaubte ich, zwei Persönlichkeiten in mir zu haben. Meine normale menschliche Persönlichkeit, die ehrlich und direkt ist und niemals lügen würde, weil es nicht in ihr Wertesystem passt. Und meine Suchtpersönlichkeit, die alle Normen mit Füßen tritt und sich um jeden Preis Platz verschaffen will, koste es, was es wolle. Und sei es, dass man deshalb lügt wie gedruckt.

Was meine ich, wenn ich von Abartigkeiten rede? Als Essgestörter machst du manchmal schräge Sachen, also ich meine wirklich ekelhafte und anstrengende Sachen. Davon möchte ich jetzt erzählen.

Eines Tages musste ich zur Beschaffung von Nahrung zu einem Lebensmittelgeschäft in Bahnhofsnähe fahren, welches auch an Sonntagen geöffnet hat. Dieser Laden war immer voll, dreckig und es trieb sich nur Pack dort herum. Also wirklich die schmutzigsten, heruntergekommensten und zwielichtigsten Leute, die man sich vorstellen kann. Normalerweise hätte ich diese Örtlichkeit gemieden wie der Teufel das Weihwasser, aber als Süchtiger kennst du keine Grenzen mehr. Der zugehörige Parkplatz war gebührenpflichtig, aber da ich kein Kleingeld dabei hatte und es aufgrund des unerträglichen Fressdrucks eilig hatte, nahm ich es in Kauf, ein Knöllchen zu bekommen. Dummerweise wurde ich umgehend von einem Mitarbeiter des Ordnungsamtes darauf hingewiesen, dass ich ein Ticket ziehen müsse, ansonsten dort nicht parken dürfe. Ich sagte ihm, dass ich kein Bargeld bei mir habe (damals funktionierten die Ticketschalter noch nicht mit Kartenzahlung), aber das beeindruckte den Mitarbeiter des Ordnungsamtes nicht im Geringsten. Er schickte mich weg. Da stand ich nun, mit ungewaschenen Haaren, Schlabberklamotten, aufgequollenem Gesicht und ohne die Möglichkeit, woanders zu parken. Ich konnte nicht anders, als zu heulen wie eine Bescheuerte. Ich wollte doch einfach nur Essen kaufen und zu Hause ungestört alles in mich hineinstopfen, damit der quälende Druck in mir endlich Ruhe gab. Ein Obdachloser hatte die Szene beobachtet und schien Mitleid mit meiner verzweifelten Erscheinung zu haben. Er kam auf mich zu und steckte mir eine 2-Euro-Münze in die Hand. Und ich habe sie ohne Umschweife genommen, weil ich in diesem Moment so selbstsüchtig war, dass es mir egal war, wenn der arme Mensch nun auf sein Abendessen verzichten musste. Ich habe ihm nicht einmal ein

Dankeschön im Supermarkt gekauft. So abgefuckt ist man irgendwann.
Es gibt nahezu keine Diät, die ich nicht ausprobiert habe in dem Versuch, die für mich perfekte Ernährung zu finden, mit der ich keine Essanfälle mehr habe. Low Carb, Ketogene Diät, Paleo, Veganismus, Carnivore Ernährung, Trennkost, glutenfrei, milchfrei, Makrobiotik, Pescetarismus … ich kann mit so ziemlich jeder Richtung etwas anfangen und aus eigener Erfahrung sprechen. Ob etwas davon gewirkt hat? Ganz und gar nicht. Was haben diese Diäten miteinander gemein? Diverse Nahrungsmittelgruppen werden kategorisch ausgeschlossen und als ungesund oder verboten deklariert. Ich dachte immer, ich müsste anders essen, weil mein Hunger unersättlich war. Ich war der festen Überzeugung, dass verschiedene Nahrungsmittel bei mir Fressanfälle auslösen und dass ich diese deshalb meiden müsste. Außerdem wollte ich durch verschiedene Ernährungsstrategien meinem Körper nur das Beste zuführen, um eine übermenschliche Gesundheit und Leistungsfähigkeit zu erreichen. Über ein Jahrzehnt habe ich mir ständig irgendwas verboten. Ein freies und unbeschwertes Essverhalten hatte ich nie. Jedes Mal, wenn ich mein geplantes Ernährungsziel nicht erreichte und auch nur eine Tomatenscheibe zu viel aß und somit mein Kalorienziel überschritten war oder wenn ich nur ein Stückchen von einem bösen Lebensmittel zu mir nahm, das für mich nicht er-

laubt war, fühlte es sich wie das große Scheitern schlechthin an. Ich geriet regelrecht in Panik und versuchte mit allen Mitteln, das Gegessene rückgängig zu machen, indem ich entweder exzessiv Sport trieb, um überflüssige Kalorien zu verbrennen oder mich noch vehementer an meine Ernährungsregeln hielt und meine verbotenen Lebensmittel nicht einmal aus dem Augenwinkel ansah.

Ganz oft habe ich in den Augen anderer Leute merkwürdige Sachen gegessen. Bei einem Frühstücksbuffet zum Beispiel aß ich in dem festen Glauben, Gluten sei schlecht für mich, nur Salat, Obst und sogar Mett pur, weil ich zwar Appetit auf Mett hatte, aber bloß kein Brot essen wollte. Meine Freundin Lillie hat das zum Glück mit Humor genommen. Während meiner veganen Phase habe ich ziemlich viele Hülsenfrüchte gegessen, um meinen sportlich ambitionierten Proteinbedarf zu decken. Diese ganzen Ballaststoffe machten meinem Darm ziemlich zu schaffen. Ich hatte mit schrecklichen Verstopfungen, Blähungen und Übelkeit zu kämpfen. Ich erinnere mich an einen Ausflug mit meiner Schwester und zwei Freunden ins Phantasialand. Da ich mich zurzeit ketogen ernährte und alle Speisen im Freizeitpark für mich tabu waren, brachte ich hartgekochte Eier und Salamisticks mit. In meiner Gruppe hatte ich ziemlich schnell den Spitznamen "Stinki" weg, weil die Eier und die Salamis in der Sonne einen unangenehmen Geruch verströmten.

Sonntags brachte ich zum gemeinsamen Frühstück mit meinen Arbeitskollegen oder meiner Familie häufig bröselige, selbstgebackene glutenfreie Brötchen mit, die geschmacklich und konsistenzmäßig von einer Schuhsohle nicht weit entfernt waren. Hauptsache, ich musste das ach so schädliche Gebäck vom Bäcker nicht essen. Heutzutage wird mir übel bei dem Gedanken daran, was ich alles vermeintlich Vitales gegessen habe. Ich habe rohe Eier getrunken, riesige schwer verdauliche Salatschüsseln ohne Dressing verzehrt, Innereien gekocht und mich jedes Mal beim Essen fast übergeben vor Ekel, Fischaugen und Fischeier zu mir genommen, Sprossen runtergewürgt und meinen eigenen Kefir gezüchtet. Das Widerlichste, was ich der Meinung war, unabdingbar in meinen Speiseplan integrieren zu müssen, war rohe Leber. Es war absolut zum Kotzen, aber doch so gesund. Ich habe die Leber eingefroren und gefroren verschlungen, um weniger davon schmecken zu müssen. Trotzdem hinterließ der ekelhafte Geschmack meistens einen starken Würgereflex, dem ich glorreich widerstand.

Hin und wieder kam es vor, dass ich nach einem Fressanfall noch nicht befriedigt war. Normalerweise fuhr ich in diesen Fällen los, um mir Nachschub zu besorgen. Manchmal war das aufgrund der fortgeschrittenen Uhrzeit jedoch nicht möglich oder ich war zu heruntergekommen, um noch mal das Haus zu verlassen. Gab es also keine andere Möglichkeit, mischte ich mir aus mei-

nen Vorräten etwas Essbares. Ich mischte mir Teige aus Mehl, Öl und Zucker. Manchmal trank ich pures Öl mit Zucker oder löffelte einen Block Butter, wenn ich keine weiteren Backzutaten mehr zu Hause hatte. Es war wirklich abartig.
Viele Male war ich auch kurzweilig stark genug, um einen Essanfall abzubrechen und die Nahrungsreste wegzuschmeißen. Am nächsten Morgen aber, wenn meine Motivation für neuen Lebensmut nicht ausreichte, folgte der nächste Essanfall. Und zwar direkt mit dem Verfügbaren, sprich mit den Resten aus dem Mülleimer vom Vorabend, den ich wie eine Pennerin mit den bloßen Händen aus dem Mülleimer aufklaubte und direkt von dort aß. Ich war mir nicht einmal Geschirr und Besteck wert.
Mehrfach habe ich alles daran gesetzt, zu erbrechen. Ich hing vollgefressen vor der Toilette und stocherte mit den Fingern in meinem Hals herum. Als das nichts brachte, stieß ich den Griff meiner Zahnbürste grob in meine Kehle. Ich schaffte es zwar, mich ein wenig zu übergeben, aber es kam nur eine so geringe Menge heraus, dass es die Mühe nicht wert war und ich ließ es wieder bleiben. Es war, als sträubte sich mein Körper gegen das Loswerden der Nahrung. Schon als Kind hatte ich eine übermäßig starke Abneigung gegen Kotzerei. Wahrscheinlich war das meine Rettung vor der Bulimie, wie sie im Buche steht, sonst wäre ich schnurstracks da

reingeschlittert.

In meinem Leben spielte das Fasten auch eine sehr große Rolle. Ich las viel über die Vorteile der Autophagie, sprich Zellreinigung des Körpers, welche durch das Fasten angestoßen wird. Mir erschien es logisch, das auszuprobieren, weil unsere Vorfahren früher auch Fastenperioden durchmachen mussten und nicht pausenlos essen konnten. Also testete ich zahlreiche Formen des Fastens: Saftfasten, Heilfasten nach Buchinger, Intervallfasten und One meal a day. Es war für mich viel einfacher, von Zeit zu Zeit gar nichts zu essen, als jede einzelne meiner Mahlzeiten irgendwie zu dezimieren. Mithilfe des Fastens konnte ich mein Gewicht besser regulieren denn je.

Fastenkuren habe ich immer mal wieder eingeleitet, wenn ich möglichst schnell an Gewicht verlieren wollte. Von Mini-Kuren über drei bis fünf Tage bis hin zu zweiwöchigem Fasten war alles dabei. Zur Einleitung einer Fastenkur wird vielerorts Glaubersalz empfohlen. Dabei handelt es sich um ein salinisches Abführmittel, welches eine rasche Darmentleerung herbeiführt. Das Glaubersalz schmeckt absolut widerwärtig und ist neben der rohen Leber das Furchtbarste, was ich mir jemals einverleibt habe. Man muss eine auf sein Körpergewicht berechnete Menge der Salzkristalle in einer bestimmten Menge Wasser auflösen und trinken. Natürlich habe ich immer mehr Glaubersalz als nötig eingenommen, um die

Wirkung zu verstärken. Das Salz-Wasser-Gemisch hat einen salzig-bitteren, brechreizerzeugenden Geschmack, bei dem es einen schüttelt vor Ekel. Ich musste das Getränk stets mit kleinen Pausen zu mir nehmen, sonst wäre es in hohem Bogen auf gleichem Wege wieder herausgeschossen. Im Darm hat das Glaubersalz eine wasseranziehende Wirkung, wodurch sich der Stuhl stark verflüssigt und wie bei einem Magen-Darm-Infekt plötzlich und wie Wasser ausgeschieden wird. Der Durchfall hält sich meistens mehrere Tage, sodass der Elektrolyt- Haushalt ganz schön ins Wanken geraten kann. Auch diese Methode kann nicht gesund sein. Aber wie alles andere Ungesunde, was ich ausprobiert habe, war mir der Folgeschaden auf meinen Körper egal. Hauptsache, es wirkte meine kranken Abnehmziele betreffend.

Viele Menschen sterben mit fünfundzwanzig und werden erst mit fünfundsiebzig begraben.

– Benjamin Franklin – Folgen für das Leben

Binge Eating hat zahlreiche Auswirkungen auf das eigene Leben.

Am wenigsten fatal war für mich immer die Auswirkung auf meinen Geldbeutel. Man kann sich unschwer vorstellen, dass die Finanzierung regelmäßiger Wocheneinkäufe, die an einem Tag im eigenen Magen verschwinden, ein gewisses Loch im Geldbeutel hinterlassen. Ich war am Monatsende oft im Minus und leistete mir darüber hinaus nicht viel. Doch viel schlimmer für mich waren die Auswirkungen körperlicher und geistiger Art.

Ich habe schon einiges aufgezählt, dennoch möchte ich hier übersichtlich einige Dinge zusammenfassen. Der Körper wird durch die heftigen Essattacken praktisch zur Gäranlage. In den Gedärmen brodeln halbverdaute Speisen vor sich hin, die man in Hast und Ungeduld viel zu schnell verschlungen hat und die aufgrund der Masse schlecht verdaut werden und ewig im Darm vor sich hin faulen. Dein Verdauungsapparat ist völlig überfordert damit, die Menge an Essen zu verwerten. Man schwitzt ohne Ende und der Blutdruck ist stark erhöht. Auch der Blutzucker ist für lange Zeit auf einem Level jenseits von Gut und Böse. Bei mir machte sich das durch Herzrasen, Ohrenrauschen und eine enorme Zucker-Müdigkeit bzw. Trägheit bemerkbar. Einmal schnitt ich mir nach einem Fressanfall während der Vorbereitung eines Folge-Fressanfalls versehentlich mit einem Küchenmesser in den Finger. Ich sog mit dem Mund an der Wunde, um die Blutung zu stillen. Was ich schmeckte, war zuckersüßes Blut, was mich sehr erschreckte und mir klar machte, dass viel zu viel Zucker in meinem Blutkreislauf vorhanden war.

Es braucht einige Tage, bis sich der Stoffwechsel wieder normalisiert, der aufgeblähte Bauch wieder auf ein Normalmaß geschrumpft ist und man nicht zehnmal am Tag Stuhlgang entweder in breiiger oder in diamantenharter Konsistenz hat. Zu meinen Hoch-Phasen hatte ich zwei bis vier Essanfälle pro Tag, mehrere Tage hintereinander. Der Körper ist in dieser Zeit völlig dehydriert, weil die große Menge an Stuhl im Darm vermehrt Wasser zur Verdauung benötigt. Dies verbunden mit dem enormen Mineralienverlust führt dazu, dass man sich verkatert fühlt, wie nach einer durchzechten Nacht.

Da ich den Kalorienüberschuss immer wieder mit Sport bis zur Erschöpfung oder Nulldiäten ausgleichen konnte, schwankte mein Gewicht in regelmäßigen Zyklen nach oben und unten. 10 Kilo Gewichtsunterschied innerhalb einer Woche waren bei mir keine Seltenheit. Diese Schwankungen hinterlassen ihre Spuren: Narben im Gewebe der Haut in Form von sogenannten "Schwangerschaftsstreifen", Cellulite, hängende Brüste. Die Notwendigkeit, mehrere verschiedene Kleidungsgrößen im Schrank zu haben, nimmt viel Platz weg.

Da der Stoffwechsel wegen der erhöhten Energiezufuhr bedingt durch Essanfälle oft auf Hochtouren läuft, laufen auch andere Prozesse im Körper schneller ab als gewöhnlich. Mein Menstruationszyklus war leicht verkürzt und meine Blutung war ungewöhnlich stark. So stark, dass

mir von meinem Arzt Eisentabletten verschrieben wurden, um in den Tagen der Blutung keinen Mangel zu erleiden. Ich blutete wirklich wie ein abgestochenes Schwein, und da ich dieses Problem heute nicht mehr habe, weiß ich, dass dies auf mein exzessives Essverhalten zurückzuführen ist.
Die Mundflora leidet ebenfalls unter falschem Essen, wie ich es praktiziert habe. Die Flut an Zucker und säurehaltiger Limo wirkte auf meinen Zahnschmelz abrasiv und hinterließ einen unangenehmen Pelz auf Zähnen und Zunge. Mein Zahnfleisch war auch angegriffen durch den Kontakt mit explosiven Mischungen und blutete häufig. Außerdem zog es sich sichtbar zurück, wenn ich wieder tagelang gefressen hatte.
Auch von hormonellen Störungen blieb ich nicht verschont. Bedingt durch eine schnelle und langandauernde Gewichtsabnahme über ein halbes Jahr hinweg bildete sich bei mir eine Schilddrüsenunterfunktion heraus, welche zu Haarausfall, Müdigkeit, Gereiztheit, Kraftlosigkeit, Schlafstörungen und dem vollständigen Ausbleiben meiner Regelblutung führte, auch Amenorrhoe genannt. Es ging mir grässlich und ich hatte überhaupt keinen Spaß mehr am Leben. Aber immerhin war ich so dünn, wie ich es schon immer sein wollte. Davon werde ich an späterer Stelle noch berichten.
Wenn du, lieber Leser, jetzt glaubst, die Physis leidet unter dieser vertrackten Krankheit, lass dir gesagt sein,

dass sich die wahre Hölle in deinem Kopf abspielt. Ich habe etwa zehn Jahre meines Lebens verschwendet mit diesem Mist und bin unfassbar traurig über all das, was ich verpasst habe. Verlorene Zeit kann man nicht zurückholen. Die meiste Zeit in meinen Zwanzigern habe ich mich und mein Leben bis aufs Äußerste gehasst und deshalb oft mit dem Gedanken gespielt, für immer von dieser Welt zu gehen. Ich wusste, dass Sterben schon wieder eine ernsthafte Option für mich war, sollte ich es nicht schaffen, verdammt noch mal endlich zufrieden zu sein. Für das, was ich psychisch durchgemacht habe, gibt es keine treffenden Worte. Trotzdem will ich versuchen, diese tägliche Hölle zu beschreiben.

Jener fremde, finstere Teil in mir; der essgestörte Teil, ist komplett fremdbestimmt. Ich habe mir das immer als ein gefräßiges, unersättliches Monster vorgestellt, das meine Vernunft untergraben und mich zerstören will. Diesen Teil kann man nicht kontrollieren. Es ist wie ein Fremdkörper in dir; wie ein fremdes Lebewesen, das vielmehr dich kontrolliert, als dass du es kontrollierst. Du versuchst vergebens, das Monster zu zähmen, im Griff zu haben, es einzusperren und nicht auf seine Stimme zu hören, die dich unterschwellig, leise und unaufhörlich immer wieder dazu bringen will, dich bis zum Platzen vollzustopfen. Eine gewisse Zeit klappt es vielleicht, die Vernunft herrschen zu lassen und diese dämonische Stimme zu ignorieren. Doch irgendwann rastet das

Monster aus und nimmt dich komplett ein. Du bist in solchen Momenten nie du selbst und hast kein Mitspracherecht. Die Stimme deiner Vernunft wird immer leiser, wohingegen das Monster immer größer wird. Bis dein Selbst irgendwann komplett verstummt und du vollkommen vereinnahmt, wie besessen bist von diesem widerwärtigen Vieh, das erst dann gehässig kichernd in seinen Käfig zurückkehrt, wenn du vor Schmerzen nicht mehr weiteressen kannst und dir alles wortwörtlich bis zum Hals steht. Zurück lässt das Monster eine jämmerliche, verzweifelte Version von dir selbst, die sich krümmt vor Bauchweh und nichts als Hass, Ekel und Verachtung für sich selbst übrig hat. Beim nächsten Blick in den Spiegel würdest du dir am liebsten mit einem scharfen Messer den überflüssigen Speck der letzten Fressanfälle abschneiden und dich totschlagen für das, was du getan hast. Du bist ein Nichts, ein Niemand, ein totaler Versager.

Die Beschäftigung mit Essen, Nichtessen, Kalorien, Sport, Gewichtsabnahme und dem Monster begleitete mich 24/7. Ich hatte niemals Ruhe und war gedanklich ständig auf Trab. Es war eine wahre Folter, dic mich niemals in Frieden ließ. Es gab nur entweder oder. Entweder ich hatte eine gute Phase, hielt mich an die Diät und trieb massenhaft Sport, der mich teilweise echt ankotzte, weil er so kräftezehrend war. Oder ich war in einer schlechten Phase, ließ den Sport und die Diät sausen und fraß mir die Hucke voll. Die Gedanken kreisten um nichts anderes mehr, als um mein Problem und wie ich es lösen könnte. Dabei glaubte ich zwischendurch immer mal wieder, in einer der zahlreichen Diäten auf dem Markt den heiligen Gral gefunden zu haben, um das Monster in mir zu begraben. Ich dachte, wenn ich mich nur streng genug an eine dieser Ernährungsweisen hielt, würde ich nicht mehr fressen müssen. Es war für mich jedes Mal ein Neubeginn, mit einer neuen Diät zu starten und die Essstörung damit hinter mir lassen zu können. Fehlanzeige. Der Teufelskreis begann jedes Mal wieder von vorn und es gab scheinbar keinen Ausweg.

Wenn du gedanklich so vereinnahmt bist von der Krankheit, bleibt nicht viel Platz für anderes. Ich hatte keinen Platz für Liebe, Kreativität, Freude, Leichtigkeit und oft auch nicht für meine Freunde. Zunehmend isolierte ich mich sozial, weil ich mich selbst nicht ertragen konnte und fürchterlich geschämt hatte. Ich wollte den anderen mit meinem fetten, ekelhaften Körper nicht unter die Augen treten. Ich dachte, man würde sofort sehen, dass ich wieder rückfällig geworden war. Ich verurteilte mich selbst so sehr, dass ich automatisch davon ausging, die anderen würden mich auch als widerlich abstempeln und nichts mehr mit mir zu tun haben wollen. Unzählige Feste habe ich verpasst und mich auf wenigen mit einem alles überschattenden Gefühl des Unwohlseins hingeschleppt. Wie viel leichter wäre alles gewesen, wenn ich

die Scham hätte ablegen können und stattdessen am Leben teilgenommen hätte?
Die mangelnde Stabilität schlug sich nieder auf viele Lebensbereiche. Ich war wie ein Blatt im Wind. Ich war dazu in der Lage, kurzfristig meinen Impulsen nachzugeben, doch langfristige Verfolgung von Plänen war nicht möglich. Es fiel mir schwer, Konstanten in meinem Leben aufzubauen. Ich hatte keine Ziele, keine Identität, keine Hoffnung. Ständig war ich auf der Suche nach einem Neuanfang, der es mir erlaubte, alles hinter mir zu lassen. Ich wechselte meine Wohnorte, Partner und Stimmungen wie andere ihre Unterwäsche. Ich war ein ruheloser Geist, getrieben von Angst und Schrecken und stets unberechenbar in seinen Handlungen. Nicht im Geringsten wusste ich, was ich wollte. Und so trieb ich mal hier hin, mal dorthin, probierte dies und jenes aus, ohne so recht voranzukommen. Entscheidungen traf ich nur aus der Not heraus und wenn, dann blieb ich nicht dabei, sondern schwankte oft hin und her. Ich kannte weder meine Bedürfnisse noch mich selbst. Meine Identität war meine Erkrankung und die Idee, die mir böse Menschen aus der Vergangenheit über mich eingepflanzt hatten.
Ich tat mich sehr schwer damit, körperliche Nähe und echte Gefühle zuzulassen. Es war nicht so, dass ich es bewusst nicht gewollt hätte. Ganz im Gegenteil sehnte ich mich nach all der Abweisung durch mich selbst nach Liebe und Bestätigung durch einen Partner. Gleichzeitig

hatte ich furchtbare Angst davor, von einem Mann so erbärmlich gesehen zu werden, wie ich mich selbst sah. Niemals wieder wollte ich so sehr am Boden sein, wie unmittelbar nach der Trennung von Markus. Ich hatte mein Herz verschlossen und wollte unbewusst niemanden erneut so nah an mich ranlassen wie ihn. Ich wollte geliebt werden, aber selbst nicht lieben. Die Oberhand zu behalten gab mir die Sicherheit, alles unter Kontrolle zu haben und mich nicht verletzbar zu machen. In den knapp zehn Jahren meiner essgestörten Vergangenheit sind mir viele wirklich herzensgute Männer begegnet. Anfangs war ich immer Feuer und Flamme für mein Gegenüber. In hereingesteigerter Euphorie war ich sicher, der Liebe meines Lebens begegnet zu sein. Diese Sicherheit hielt sich ein paar Wochen, bis der harte Aufschlag auf den Beton erfolgte. Ich suchte förmlich nach Fehlern beim Anderen, die eine feste Partnerschaft ausschlossen. Wenn ich rechtzeitig stiften ging, lief ich keine Gefahr, tiefe Zuneigung zu entwickeln und gegebenenfalls verletzt zu werden. Stattdessen verletzte ich lieber andere, ließ Menschen wie aus dem Nichts fallen, brach unvorhergesehen Trennungen vom Zaun, flüchtete mich zurück in die sichere Gewohnheit der Einsamkeit und brach dabei viele Herzen.

Ein besonders liebes Herz habe ich ganz gewaltig gebrochen. Er hieß Steve Hunt und wäre unter anderen Umständen vielleicht die Liebe meines Lebens gewesen. Ich lernte ihn über meine Freundin Katie kennen, die nach Schottland ausgewandert war. Als ich sie mit Freunden über Silvester dort besuchte, verbrachten wir den Neujahrsabend in einem gemieteten schottischen Cottage in den Highlands gemeinsam mit ihrem Freund David und weiteren schottischen Freunden. Steve war auch dabei und machte einen derart sanften und liebenswürdigen Eindruck, dass ich mich noch am selben Abend in ihn verguckte. Ich verstauchte mir in der Silvesternacht den Knöchel, weil ich in schwärzester Dunkelheit mit Janina etwa eine Stunde auf der unbeleuchteten Straße in der Nähe unseres Cottages spazieren war. Bis auf die philosophischen Gespräche war das keine gute Idee, denn als sich unvorhergesehen ein Auto in rascher Geschwindigkeit von hinten näherte, sprinteten wir in den Graben neben der Fahrbahn. Dabei fiel Janina auf mein ausgestrecktes Bein, das sich am Anfang des Grabens verfangen hatte. Doch letztendlich kann ich froh sein, nur mit einem verstauchten Knöchel davongekommen zu sein. Mit Janinas Unterstützung humpelte ich zurück ins Cottage. Dort angekommen kümmerte sich Steve rührend um meinen Fuß. Er kühlte ihn und wischte mir die Tränen mit seinem trockenen, schottischen Humor vom Gesicht.

Das war der Moment, in dem ich mich vollends in Steve

verliebte. Nach unserem gemeinsamen Silvesterurlaub hatte ich den Mut, es ihm schriftlich per SMS mitzuteilen. Das war der Beginn unserer romantischen Liebesbeziehung, wie sie in einem Roman hätte vorkommen können. Ich meine es so, wie ich es schreibe, ohne jede Anwandlung von Kitsch. Steve war einfach toll und von Grund auf ehrlich. Als er mich das erste Mal in Deutschland besuchte, wanderten wir nachts unter klarem Sternenhimmel nach einem ausgelassenen Tanzabend etwas angeschickert durch die Straßen, lachten und sangen. Plötzlich wirbelte er mich herum und sagte schwärmerisch: Marie, where are you from? I can't believe what happens right now … where are you from? Er meinte das im Sinne von: Du bist so wunderbar, du könntest vom Himmel gefallen sein und ich kann nicht glauben, solches Glück zu haben. Es war wirklich wie in einem Liebesroman, der zu schön ist, um wahr zu sein.

Wir verbrachten wunderbare acht Monate zusammen. Wir besuchten uns abwechselnd gegenseitig in Schottland und Deutschland. Steve war sehr liebenswert und überschüttete mich mit so viel aufrichtiger Zuneigung, dass ich mich für meinen Körper vor ihm nicht schämte. Ich fühlte mich bei ihm sehr geborgen. Mit der Zeit quälte uns die Frage, wie wir unser beider Leben langfristig miteinander vereinen sollten. Wir fragten uns, ob er zu mir ziehen oder ich bei ihm leben würde. Da ich vor Steve meine grundsätzliche Unzufriedenheit nur zum Teil verbergen konnte, bot er mir sogar an, zu ihm zu ziehen und für meinen gesamten Lebensunterhalt in Schottland aufzukommen, bis ich wisse, was ich mit meinem Leben anfangen wolle. Ein großzügiges und sehr großherziges Angebot. Ich denke, er spürte, wie zerrissen ich innerlich war. Doch ich lehnte ab, denn ich fühlte mich nicht bereit, von meiner Familie und meinen Freunden räumlich getrennt zu sein.

Als Steve mir eines Tages seine Liebe gestand, war die Beziehung für mich gelaufen. Seit Markus war und ist Steve bislang der Einzige gewesen, der diese Worte zu mir gesagt und wirklich gemeint hat. Ich weiß es noch, als wäre es gestern gewesen. In mir brach eine Welt zusammen und obwohl die Trennung von Markus zu diesem Zeitpunkt schon über drei Jahre her war, fühlte ich mich schlagartig wie damals mit ihm. Steves Worte versetzten mich in eine altbekannte Angst zurück, die ich mit allen Mitteln zu verdrängen versuchte. Ich hatte wieder tierische Angst davor, ganz tief verletzt zu werden. Meine alten Wunden waren noch längst nicht verheilt. Ich konnte vor Steve nicht in Worte fassen, was er in mir ausgelöst hatte. Ich konnte nur unter Tränen etwas von meinem Exfreund faseln. Steve war ganz und gar nicht beleidigt. Stattdessen nahm er mich fest in die Arme und drückte sein Verständnis für mich aus. Was für ein wunderbarer, großherziger, empathischer Mann. Drei Tage später trennte ich mich von ihm. Selbst im Augenblick der ausgesprochenen Trennung beteuerte er mir, mich niemals zu vergessen und immer liebevolle Gefühle für mich zu haben. Steve war im Grunde genau die Art Mensch, die man nicht häufig im Leben trifft. Und ich habe dieses Geschenk des Lebens mit Füßen getreten. Doch ich konnte nicht anders, denn ich war noch nicht bereit für ehrliche Liebe.

Je mehr ich Selbstvergessenheit in weiteren darauf folgenden, kurzweiligen Affären suchte, desto mehr musste ich feststellen, dass kein Liebhaber dieser Welt die gähnende Leere in mir füllen konnte. Ähnlich wie beim Essen war ich auch in diesem Bereich ein Fass ohne Boden. Mein Partner hätte mir die Sterne vom Himmel holen und mir auf Knien seine Liebe schwören können, er hätte mich nicht erreicht. Ich war einfach die ganze Zeit nicht bereit für eine feste Beziehung. Ich gab mich vor meinen Liebschaften von meiner besten Seite, versteckte all meine Schatten und performte wie eine Eins. Ich war nie ganz ich selbst; nie konnte ich mich komplett fallen lassen. Genau so, wie ich die Patentlösung beim Essen für mich suchte, suchte ich nach dem perfekten Partner, der mich mit Glück erfüllte. Ich war mal mehr, mal weniger auf der Suche. Je nachdem, in welchem Zustand ich gerade war. Befand ich mich in der schlechten Phase meines Kreislaufes, waren mir körperliche Berührungen zuwider. Ich ekelte mich selbst an durch meinen fetten, vollgefressenen Körper und wollte niemandes Hände auf mir spüren. War ich jedoch in einer einigermaßen guten Verfassung, datete ich, was das Zeug hielt. Ich ließ nichts anbrennen und kannte keine Grenzen. Ob Arbeitskollegen, Frauen, ältere Männer, jüngere Männer, Dreier, SadoMaso, Nacktfotos, Sex an ungewöhnlichen Orten, mit der Gefahr, erwischt zu werden … mir war alles recht. Hauptsache, ich kam an ein bisschen Wärme und Bestätigung und spürte das kribbelnde Leben. Sogar mit meinem Exfreund Markus habe ich kurz nach der Trennung gegen Bezahlung geschlafen. Ich brauchte das Geld für eine Zahnspange, die meine Krankenversicherung nicht zahlen wollte. Er war verrückt genug, um mir einen Haufen Scheine für eine halbe Stunde Hinhalten zu geben und ich war mir selbst gleichgültig genug, um mitzumachen. Insgeheim habe ich gehofft, beim Sex mit ihm die frühere Leidenschaft zu spüren, die mir seither verwehrt geblieben war. Doch es war einfach nur erniedrigend. Hinterher hätte ich ihm die 1000 Euro am liebsten aus dem Fenster hinterhergeschmissen, um dafür die Prostitution ungeschehen zu machen.

Ungefähr vier Jahre dauerte mein absoluter Tiefpunkt. Ich steckte so tief in der Essstörung, dass ich am Rande der Verzweiflung war. Die Angst, nie wieder da rauszukommen, überwältigte mich jeden Tag aufs Neue. Hin und wieder fand ich Erlösung darin, mich selbst zu verletzen. Hatte ich an meinen Füßen oder Händen einen abstehenden Hautzipfel gefunden, ließ ich nicht eher locker, bis die Stelle großflächig enthäutet, roh und blutig war. Nachts wachte ich oft schweißgebadet und mit rasendem Herzen auf. Ich hyperventilierte fast und musste mich mit aller Gewalt wieder beruhigen, um nicht zu kollabieren. Oft dachte ich, ich müsste sterben. Erst später wurde mir klar, dass es sich bei dieser Erscheinung um Panikattacken handelte.

Die Tage waren grau und farblos. Ich hatte völlig vergessen, wie ein geiles Leben geht. Ich wusste nicht, wer ich war und was ich wollte. Ich hatte keine Werte, die ich vertrat. Ließ keine engen Beziehungen zu. Ich war ganz schön einsam. Und depressiv. Ich war wirklich depressiv und nicht imstande, viel mehr zu fühlen als eine bleierne Schwere, die alles überschattete. Erlösung suchte ich in nichts bedeutender Sexualität, Drogenkonsum und Alkoholexzessen, aber all das brachte nie mehr ein, als noch mehr Trauer.

Wenn meine engste Freundin nicht gewesen wäre, weiß ich nicht, wo ich heute stehen würde und ob ich überhaupt noch stehen könnte. Ida war meine Rettung und immer eine Stütze, wenn ich nicht weiterwusste. Ich konnte mich vor ihr seelisch ausziehen und wurde trotzdem geliebt. Suchtgedanken waren ihr nicht fremd. Auch sie hatte gegenwärtig ein Problem, sodass sie wirklich verstand, wie es mir ging. Ihre Vergangenheit war zudem ebenfalls geprägt von einer durchlebten Anorexie. Ich musste ihr viele Sachen nicht erklären, die andere nach ausschweifenden Vorträgen noch nicht verstanden hatten. Ida hat es geschafft, ihre Suchtprobleme zu bewältigen. Das hat mir unglaublich viel Mut gemacht und die Hoffnung geschenkt, dass ich es auch irgendwann meistere. Sie ist mein Vorbild, nicht nur was den Sieg über ihre Suchtgeschichte angeht, sondern auch was die menschliche Charakterbildung betrifft. Sie ist stark und traut sich immer, sie selbst zu sein. Sie ist ein guter Mensch, weil sie ihr Handeln auf intelligente Art reflektieren kann und das Beste aus sich zu machen weiß. Sie ist empathisch und verständnisvoll, offen und ehrlich, herrlich unkonventionell, lebhaft und die beste Person, die ich kenne, ohne dem Blute nach mit ihr verwandt zu sein. Damit kein falscher Eindruck entsteht, möchte ich anmerken, dass ich Ida über die Maßen bewundere, aber nicht haargenau so sein möchte wie sie, denn das wäre Kopie. Ich möchte ich selbst sein und meinen eigenen Weg gehen. Aber ich kann mir eine Menge von ihr abschneiden. Zum Beispiel möchte ich so viel Eier in der Hose haben wie sie. Ida ist eine Freundin, die man nur einmal im Leben findet. Viele Menschen lernen eine so tiefe Freundschaft niemals kennen. Dafür, dass ich diese Ehre habe, bin ich unendlich dankbar. Unabhängig davon, ob mir vielleicht noch mal ein Mensch begegnet, mit dem ich fest zusammen sein möchte, kann ich von meinem jetzigen Standpunkt hoch erhobenen Hauptes und ohne homosexuelle Neigungen sagen: Die Liebe des

Lebens muss nicht zwangsläufig ein sexueller Partner sein. Die Liebe meines Lebens ist Ida.

Suffering is not holding you. You are holding suffering.

– Buddha –

Die Quasi-Recovery

Ehe ich vollends gesund wurde, steckte ich noch einige Jahre in einer Quasi-Recovery oder auch Pseudo-Heilung fest. Das bedeutet, dass man in vielen Lebensbereichen bereits Fortschritte verzeichnen konnte und sich durch die Essstörung nicht mehr allumfassend eingeschränkt fühlt, jedoch einzelne Elemente der Krankheit nicht loslassen kann und will. Man befindet sich auf einem guten Weg und glaubt, nun wirklich aus der Krankheit raus zu sein. Doch einige Zwänge bleiben bestehen und man verarscht sich und andere in vielen Punkten weiterhin selbst, um nicht dazu stehen zu müssen, dass man sich an bestimmte Teilbereiche der Essstörung weiterhin festklammert. Warum ist es so schwierig, diese vollends gehen zu lassen? Weil die jahrelange Kontrolle einem Sicherheit gegeben hat. Lange Zeit war die Essstörung das Einzige, woran man sich festhalten und worüber man sich definieren konnte. Man darf auch nicht vergessen, dass einem die essgestörten Verhaltensweisen eine jahrelange Bewältigungsstrategie für alle möglichen Formen von Stress und Unsicherheit geboten haben. Wenn man diese von jetzt auf gleich gehen lassen könnte, würde man wahrscheinlich zehn Schritte überspringen. Daher schadet es nicht, wenn man sich einfach die nötige Zeit gibt und sein Handeln stets hinterfragt.

Meine Quasi-Recovery begann mit einer Reise. Im Februar 2020 habe ich alleine einen zweiwöchigen Urlaub in Island verbracht. Immer schon wollte ich unbedingt mal allein verreisen und hatte mir für die zwei Wochen vorgenommen, komplett zu fasten. Da ich den Entschluss des Fastens unwiderruflich getroffen hatte, fraß ich bereits Tage vor Reiseantritt alles, was ich in mich hineinbekam. Ich war mir so sicher, dass nach Island ein Umbruch beginnen sollte, deshalb wollte ich noch mal so richtig reinhauen, bevor Essattacken für mich endgültig Geschichte sein sollten. Am Vorabend des Abfluges hatte ich es wirklich übertrieben mit der Menge und hatte zuletzt einen ganzen nur halb fertiggebackenen Apfelstrudel gefuttert. Am nächsten Morgen war mir superschlecht. So schlecht, dass ich mich in der öffentlichen Bahn zum Flughafen kurz vor der Station, an der ich aussteigen musste, schwallartig übergab, mitten auf die Jacke einer armen Mitreisenden. Ich entschuldigte mich hastig und stolperte an der Flughafen-Station aus der Bahn. Am Flughafen war es noch nicht vorbei mit meiner Übelkeit. Ich erbrach noch zweimal auf der Toilette, einmal vor dem Sicherheits-Check in einen Mülleimer und im Flugzeug mehrfach in eine dortige Kotztüte. In meinem ganzen Leben haben meine Essanfälle nicht zu Kotzerei geführt. Nur ausgerechnet an dem Morgen meiner Abreise nach Island, an der so viel für mich hing. Ich hatte wirklich Angst, dass mir das Flugpersonal eine ansteckende Infektion unterstellte, weshalb ich jedem auf die Nase band, dass dies mein allererster Flug sei und ich Flugangst habe. Meine Geschichte wurde geglaubt, sodass ich die Reise antreten konnte. Ein Gutes hatte die ganze Kotzerei: Ich hatte das Gefühl, innerlich wirklich geleert zu sein und nun kompromisslos in das Fasten einsteigen konnte. Und das tat ich auch. Es klingt vielleicht unvorstellbar, aber für mich war es eine wundervolle Erfahrung. Ich habe gemerkt, dass der Körper keine Nahrung braucht, um für eine gewisse Zeit leistungsfähig zu sein. Ich fühlte mich erhaben und stark. In Verbindung mit einer geistigen Klarheit, die man durch das Fasten erlangen kann, hatte ich wunderschöne Naturerlebnisse in Island und tolle Begegnungen mit anderen Menschen. Ich musste mir das erste Mal seit Langem keine Gedanken um das Essen machen, weil ich überhaupt nichts aß. Jeden Tag war ein Ausflug in der Kälte geplant, welcher für mich umso kräftezehrender war, weil mein Körper durch die fehlende Energie keine richtige Wärme produzieren konnte. Ich habe gefroren wie nie zuvor in meinem Leben und trotzdem hat es mir irgendwie Spaß gemacht und ein Gefühl von Macht gegeben, dem eisigen Wind zu trotzen und meinem Hunger nicht nachzugeben. Nachmittags zog ich mich jedes Mal total erschöpft auf mein Hotelzimmer zurück, verkroch mich unter vielen Decken mit Wärmflaschen in mein Bett und las philosophische Texte, die meinen Geist beflügelten, bis ich meistens schon gegen acht Uhr abends in einen tiefen

Schlaf fiel und zehn bis zwölf Stunden in traumloser Bewusstlosigkeit verbrachte. Die vierzehn Tage ohne Essen zog ich eisern durch und nahm in dieser Zeit zehn Kilo ab. Ich war rundum zufrieden und hatte mein Wohlfühlgewicht erreicht.
Mein kritischer Blick im Spiegel fand hier und da noch störende Fettpölsterchen, mit denen ich mich zwar problemlos hätte anfreunden können, aber ich wollte es darauf ankommen lassen und sehen, was noch geht. Nach der Island-Reise entwickelte ich im Anschluss eine Strategie, in welcher ich keine ungeplanten Fressanfälle mehr hatte. Diese sah folgendermaßen aus: Ich zählte tagtäglich Kalorien und überwachte streng meine aufgenommene Nahrung. Ich erlaubte mir zwar endlich mal wieder die ganze Nahrungsmittelbandbreite, doch es durfte kein Reiskorn zu viel sein. Aß ich versehentlich doch zu viel, wurden die Kalorien anderweitig abgezogen oder ich trieb exzessiv Sport. Dass ich vor Feierlichkeiten zwei bis drei Stunden Joggen oder Schwimmen ging, um mehr essen und trinken zu können, war keine Seltenheit. Ich wusste, dass ich einen Weg gefunden hatte, gelegentlich mit sorgfältiger Planung größere Mengen Nahrung auf einmal zu essen, ohne zuzunehmen. Deshalb ließ ich Essgelage manchmal zu, aber ich plante sie in mein Kalorienkontingent ein. Konkret hieß das, dass ich zum Beispiel drei Tage wasserfastete, um am vierten Tag die eingesparten Kalorien über das Fasten durch ein

Essgelage wieder reinzuholen. Darauf folgten wieder einige Tage mit normalen Portionen, bis ich wieder Fressdruck verspürte und erneut mit dem Fasten begann, um danach wieder viel auf einmal essen zu können. Ich war sozusagen dazu in der Lage, meinen Essanfall zeitlich zu verschieben und ihn genau einzuplanen, sodass ich davon nicht zunahm. Denn auch beim Essgelage durfte keine einzige Kalorie zu viel aufgenommen werden. Mein armer, ausgemergelter Körper lechzte förmlich nach diesen Tagen, an denen ich still und heimlich in meinem Kämmerchen mehrere Stunden lang aß und aß und aß. Bereits Tage vorher verspürte ich eine wahnsinnige Euphorie auf meinen "Esstag". Dieser war mein Lichtblick und wirklich die einzige wahre Freude in meinem Leben. Alles andere, was das Leben bereithielt, konnte ich kaum genießen, weil ich ständig mit dem Zählen und Einsparen von Kalorien beschäftigt war, um an meinem Esstag mehr essen zu können. Doch trotz des Stresses funktionierte diese Vorgehensweise für mich eine Weile sehr gut. Ich verlor nochmals um die sieben Kilo, weil ich meinen Kalorienbedarf absichtlich zu niedrig einschätzte, um bloß nicht zuzunehmen. So befand ich mich insgesamt ein halbes Jahr im Kaloriendefizit. Nur ein einziges Mal in meinem Leben wollte ich mich schlank und wohl fühlen und hatte meine Ernährung scheinbar gut im Griff. Jedoch bemerkte ich nicht, dass ich drauf und dran war, aus meinem Binge Eating eine

Magersucht entstehen zu lassen, weil ich nicht mehr aufhören konnte, abzunehmen. Ich war nie krankhaft untergewichtig, hatte aber gemessen an meiner Größe und Körperstruktur meinen Körperfettanteil zu stark gesenkt. Durch die viel zu lang eingehaltene Nahrungsreduzierung und das für mich viel zu niedrige Gewicht hatte ich mit ständiger Müdigkeit, Gereiztheit und Energielosigkeit zu kämpfen. Selbst das für mich sonst typische herzhafte Lachen war mir zu anstrengend, sodass ich nur noch ein kraftloses Kichern zustande brachte. Ich war ein schmaler Schatten meiner selbst und so mager, dass ich nicht einmal mehr bequem auf einem ungepolsterten Stuhl Platz nehmen konnte, weil meine Gesäßknochen schmerzhaft in den Untergrund stachen. Ständig zog ich mir von den kleinsten Stößen blaue Flecken zu, weil meine Gliedmaßen kaum schützendes Unterhautfettgewebe umgab, welches Hämatome verhindert hätte. Es ging mir körperlich gar nicht gut, aber immerhin war ich endlich dünn und ich tat alles, um diesen Zustand zu erhalten. Denn ich entwickelte panische Angst davor, wieder zuzunehmen. Nachts suchten mich Albträume von Essanfällen heim. In diesen Träumen aß ich maßlos und frei all das auf einmal, was ich mir in meinem wirklichen Leben nicht erlaubte. Jeden Morgen danach war ich erleichtert, dass die Träume nicht der Wahrheit entsprachen. Im Grunde habe ich auch in dieser Zeit niemals frei gegessen und stand unter enormem Stress, meinen Kalorienplan einzuhalten. Jedes Mal, wenn ich unterwegs war, aß ich entweder gar nichts unter dem Vorwand, bereits gegessen zu haben, oder ich musste alles genau zählen. Restaurants und Essenseinladungen waren nach wie vor eine Tortur, weil ich nie wissen konnte, wie viele Kalorien mein Gericht tatsächlich hatte. Also überschätzte ich die Kalorien meines Essens lieber maßlos als zu gering ein. Irgendwann bekam ich durch den Nährstoffmangel schlimmen Haarausfall. Meine Mähne, auf die ich eigentlich immer stolz gewesen bin, ging mir büschelweise aus. Die Bürste war jedes Mal nach dem Kämmen voll mit meinen Haaren und überall, wo ich mich aufhielt, flogen meine Haare herum. Es war erschreckend. Meine Haare waren immer mein Kapital gewesen und jetzt, da ich meinen Traumkörper endlich verwirklicht hatte, gingen sie mir aus. Zudem bekam ich seit vielen Monaten meine Regelblutung nicht mehr. Meine Hormonproduktion hatte mein Körper weitestgehend eingestellt, um Energie zu sparen. Mein Gesicht war schmal und eingefallen. Ich hatte keine Brüste mehr und meine komplette Weiblichkeit verloren. Mein Körper sah aus wie der einer 12-Jährigen. Aber ich war dünn. Dünn und betroffen von hormonellem Ungleichgewicht, Amenorrhoe und einer Schilddrüsenunterfunktion, ausgelöst durch zu krasse Diäten. Hallelujah. War es das wert? Rückblickend betrachtet nicht. Aber das Erreichen meiner Wunschvorstellung von meinem Körper und sechs

Monate ohne Kontrollverlust beim Essen verschafften mir endlich den Sieg, dem ich jahrelang nachgeeifert war und für den Moment fühlte sich das großartig an. Trotzdem war ich weiterhin in den Ketten meiner Zwänge gefangen und das hatte nichts mit echter Freiheit zu tun.

Ich war nicht bereit, meine Sucht vollständig aufzugeben. Ich fürchtete, nicht ohne Essgelage leben zu können und bei dem Versuch, die geplanten Essensfeste sein zu lassen, sofort wieder rückfällig zu werden. Ein Teil von mir liebte es, sich mit großen Mengen an Essen vollzustopfen. Es verschaffte mir immer noch eine Befriedigung, die ich sonst nirgends fand. Und im Gegensatz zu früher konnte ich diese geplanten Esstage genießen, weil ich mich darauf freute, langsam und genüsslich aß und weil ich sie mir erlaubte. Essen war für mich nicht länger mit Scham verbunden. Das wollte ich für immer so beibehalten, denn ich war überzeugt, dass dies der richtige Weg für mich war, den ich mir persönlich erschlossen hatte. Darauf war ich auch stolz, denn ich hatte bereits zwei Therapien hinter mir, die beide nur mäßigen Erfolg gebracht hatten. Eine Aufbereitung meiner Vergangenheit war kaum nötig, da ich schon selbst den Durchblick gewonnen hatte. Mit den von den Therapeuten präsentierten Verhaltensstrategien gegen Essdruck zur Verhinderung eines Essanfalls konnte ich nicht viel anfangen, weil diese Dinge für mich im entscheidenden Augenblick nicht umsetzbar waren. Nach jeweils nur einer Hand voll Therapiestunden zuckten meine Therapeuten ratlos die Achseln, lobten mich für meine Fähigkeit, alles genau zu reflektieren und sagten, ich sei austherapiert. Es mangelte bei mir niemals an Intelligenz, Weitblick und Verständnis für die Hintergründe meiner Krankheit. Es scheiterte immer nur daran, dass ich keine für mich passende Strategie hatte, um den Essattacken zu entkommen. Dass ich nun auf eigene Faust etwas entwickelt hatte, das mich vom unkontrollierten Fressen abhielt, erfüllte mich mit Selbstvertrauen, also blieb ich dabei.

Da ich mich mit 17 Kilo weniger nicht länger für einen fetten, ekelhaften Körper zu schämen brauchte, ging ich wieder mehr unter Leute. Auch Dates mit Männern reizte ich aus und hatte in den nächsten Monaten so viel Sex wie sonst in zwei Jahren nicht. Da ich in meinem tiefsten Inneren meiner Erscheinung mehr Wert zuschrieb als meinem Charakter, war ich nach wie vor oft verunsichert und nicht wirklich selbstbewusst. Ich konnte es lediglich mit meinem schlanken Körper in petto besser vorspielen. Außerdem durften meine Liebhaber auf keinen Fall von meinen verrückten Essgewohnheiten wissen. Niemand durfte das. Sobald sich mit einem Mann etwas Ernsteres anbahnte, wurde es für mich zunehmend schwierig, meinen Ernährungsplan beizubehalten. Dieser war für mich überlebenswichtig, sodass ich meine Liebschaften lieber in den Sand setzte, als mich beim ungezügelten Essen erwischen zu lassen oder gar über mein Problem zu sprechen. Natürlich lernte ich auch keine vernünftigen Männer mit Beziehungspotenzial in diesem halben Jahr kennen, aber wäre einer dabei gewesen, hätte er gegen meine Essstörung keine Chance gehabt. Für mich war momentan einfach nur wichtig, nie wieder in diesen Kreislauf aus Schuld und Fressen zu verfallen und daher ging es mir gut.

Doch wie alle guten Zeiten ging auch diese irgendwann vorbei. Im Sommer 2020 fuhr ich mit einer größeren Gruppe aus Bekannten und Freunden für neun Tage nach Slowenien zum Wandern. Bereits Wochen vorher versetzte mich der bevorstehende Urlaub in Stress, weil ich fieberhaft überlegte, wie ich mein Kalorienkontingent würde einhalten können. Meine Küchenwaage vor allen auspacken und jedes Gramm abwiegen konnte ich jedenfalls vergessen. Ich beschloss also, mich zu zügeln und zu hoffen, mein Gewicht durch bloßes Einschätzen der Kalorien zu halten. Dieses Vorhaben war aber mit dem ersten Tag unseres Urlaubes bereits verworfen. Denn es tat so fucking gut, ausgedehnt und in Gesellschaft zu essen. Ich spürte einen regelrechten Energierausch, weil ich meinem Körper nach sechs harten Monaten der Entbehrung endlich ausreichend, sogar tendenziell zu viele Kalorien zuführte. Die täglichen Bergwanderungen kurbelten meinen Hunger zusätzlich an und ich gab mich ihm ungeniert hin. Fühlte ich mich deswegen schlecht? Keineswegs. Ich war in so guter Gesellschaft und atemberaubender Natur, dass ich mir um das Essen tatsächlich ausnahmsweise keine Gedanken machte. Und wir ließen es uns richtig gut gehen. Nach einem großen Frühstück ging es in die Berge. Ab Nachmittags wurde viel Radler getrunken, gesnackt und Spiele gespielt. Abends schlemmten wir regelrecht mit Käsespätzle, Aufläufen und Schweinshaxen. Jedes Mal gab es ein oder mehrere Desserts. Es war so lecker und ich hatte einen Bärenhunger, der sich über Monate des Kaloriendefizits angestaut hatte. Ich konnte mich einfach nicht zurückhalten. Nachts stand ich manchmal auf mit knurrendem Magen und holte mir einen Joghurt aus dem Kühlschrank. Es ging mir wirklich gut. Bis ich nach diesem Urlaub auf die Waage stieg und feststellte, dass ich sechs Kilo zugenommen hatte. Um Himmels willen, sechs Kilo in so kurzer Zeit, das durfte nicht sein. Also wollte ich wieder in meine strenge Diät einsteigen.

Doch es blieb bei dem bloßen Willen. Denn es folgte ein großer Knall, mit dem niemand gerechnet hatte. Nach meinem Slowenien-Urlaub wurde ich vom Polizeidienst auf unbestimmte Zeit beurlaubt. Ich wurde wie eine Schwerverbrecherin während des Dienstes von vier Ermittlungsbeamten aufgesucht. Vor den Augen meiner Kollegen wurden meine Taschen nach Waffen durchsucht, ich dazu aufgefordert, mich umgehend an allen Dienstrechnern abzumelden und meine Dienstwaffe abzugeben. Ich wurde zwei Stunden in einem Nebenzimmer zur Vernehmung festgehalten, ohne dass mir ein konkreter Tatvorwurf eröffnet wurde. Es wurde mir lediglich gesagt, dass irgendwas in einer polizeilichen privaten Chatgruppe vorgefallen sei, in der ich Mitglied war. Doch Genaueres wusste angeblich keiner der Ermittlungsbeamten. Trotzdem wurden mir allerhand Fragen gestellt, die ich aus Selbstschutz nicht oder nur unzureichend beantwortete. Ich konnte mir ja nicht einmal selbst einen Reim darauf machen, was mir denn vorgeworfen wurde. Nach einer gefühlten Ewigkeit wurde ich schließlich aus dem Dienstgebäude geführt, nachdem sämtliches dienstliches Equipment von mir sichergestellt worden war. Man führte mich vorbei an der Führungsetage, obwohl es auch einen kürzeren Weg nach draußen gegeben hätte. Aber so konnte jeder einen Blick werfen auf die aussätzige Kollegin, die vielleicht für immer aufgrund eines schändlichen Vergehens aus dem Dienst scheiden würde. Die ganze Zeit war ich um Contenance bemüht. Erhobenen Hauptes und mit versteinertem Gesicht schritt ich an den einzelnen Büros vorbei. Draußen vor dem Polizeipräsidium brachen die Dämme und ich weinte bitterlich.

Was ich zu diesem Zeitpunkt nicht wusste: Das Mobiltelefon eines Kollegen meiner früheren Dienststelle war sichergestellt worden, da man Geheimnisverrat durch die Weitergabe dienstlicher Interna an die Presse nachweisen wollte. Im Zuge der Durchsicht seines Handys stieß man auf verschiedene private polizeiliche Chatgruppen, in denen man rechtsextremes Material fand. Zumindest wurden verschiedene Sprüche und Fotos so gewertet. Ich möchte nicht bestreiten, dass vielleicht wirklich anstößige Dinge dabei waren, die unter der Gürtellinie sind und in der rechten Schiene eingeordnet werden können. Doch zum Großteil handelte es sich meines Wissens um Bilder des schwarzen Humors, die man vielleicht nicht jedem schicken sollte, aber die einen deshalb noch lange nicht zum Neonazi machen. Doch das ist nur meine bescheidene Meinung. Die Ermittlungsbehörde plante jedenfalls bei Bekanntwerden dieser polizeiunwürdigen Inhalte einen Zugriff auf dienstliche und private Räumlichkeiten der betroffenen Kollegen, welcher an besagtem Tag stattfand. Nicht nur ich wurde an meiner Dienststelle aufgesucht, sondern weitere 17 Kollegen. Wer an diesem Tag frei hatte, wurde zu Hause mit einem richterlichen Durchsuchungsbeschluss überrascht. Neben dienstlichen Gegenständen wurden private Datenträger sichergestellt, Handys, Waffen, Drogen, aber auch unbedeutende Dinge wie T-Shirts mit Sprüchen, Gewehr-Attrappen und alles, was man durch ein bisschen geschickte Argumentation in die rechte Ecke drängen konnte.

Und dann saßen die Kollegen untätig zu Hause und wussten nicht, wie das Leben weitergehen sollte. Einen kon-

kreten Tatvorwurf oder eine Erklärung hatte niemand bis dahin, nur Ungewissheit und ein riesiges Fragezeichen vor dem Kopf. Man wurde in der Presse abgestempelt als Übeltäter. In den Nachrichten lief quasi nichts anderes als der Rechten-Skandal bei der Polizei NRW. Die Ministeransprache ließ uns alle glauben, wir hätten wer weiß was verbrochen und wir dürften niemals wieder unsere Tätigkeit ausüben. Polizisten im Streifendienst wurden vermehrt angefeindet. Die Polizeigewerkschaft stellte sich in den ersten Tagen quer, weil man "rechte Schweine" nicht vertreten wollte. Dank der Überzeugungskraft eines Kollegen, der uns alle kannte, bekamen wir zum Glück doch rechtlichen Beistand zugesprochen. Es war eine schreckliche Zeit. Bis letztendlich Akteneinsicht beantragt und dieser stattgegeben war und man eine erste Klarheit über die Vorgänge gewinnen konnte, vergingen mehrere Wochen.
In meinem Fall ging es konkret um eine Dienstgruppen-Chatgruppe für interne Planung, in welcher ich Mitglied war. Es existierten den Ermittlungen nach nebenbei weitere kleinere Chatgruppen, in denen vermehrt "rechtsextremes Gedankengut" geteilt wurde. Damit hatte ich nichts zu tun, da ich nur Mitglied der Hauptgruppe war. Mir wurde nach einer gefühlten Ewigkeit mitgeteilt, dass ich als Mitglied des Dienstgruppenchats sage und schreibe sechs Jahre zuvor ganze zwei anrüchige Bilder empfangen und diese nicht gemeldet habe. Ich konnte kaum

glauben, dass deshalb so ein Theater stattfand. Natürlich standen bei vielen Kollegen mehrere und härtere Vorwürfe im Raum und einige haben ihre Arbeit bis heute noch nicht wieder aufgenommen und befinden sich weiterhin im Ermittlungsstatus. Doch gerade in meinem Fall wurde nicht nur vollkommen übers Ziel hinausgeschossen, sondern es wurde auch ein halsbrecherischer Ermittlungsfehler begangen, der sich jedoch erst nach zahlreichen Anwaltsschreiben und erweiterten Einsichten in die Ermittlungsakte offenbarte.

Der Vorwurf lautete, ich habe im Jahr 2012 zwei anstößige Bilder empfangen. Im Jahr 2012 befand ich mich jedoch noch in der polizeilichen Ausbildung und erst recht nicht in einem Dienstgruppenchat. Zudem habe ich meine Ausbildung in einem anderen Wachbereich versehen und Kontakte zu der Dienstgruppe, bei der ich nach der Ausbildung Mitglied war, bestanden in keiner Weise. Somit konnte ich diese Bilder gar nicht empfangen haben und der Tatvorwurf stellte sich als nichtig hinaus. Zu diesem Zeitpunkt war ich schon wieder mehrere Monate im Dienst, doch trotzdem hatte mich dieser Fehler insgesamt drei Monate der Beurlaubung und viele Nerven gekostet. Und das war wirklich kein Zuckerschlecken. In den drei Monaten saß ich keinesfalls zu Hause und habe einen auf High Life gemacht. Ich habe jeden Tag geheult, war endlos wütend und abgrundtief unsicher, weil ich nicht wusste, ob ich meine Brötchen weiterhin als Polizistin würde verdienen können oder nicht. Diese Ungewissheit fraß mich auf. Also fraß ich wieder alles in mich hinein. Ich ließ mich total gehen und schiss auf alles, denn wen interessierte es schon. Ich wollte meine Hoffnungslosigkeit mit Essen betäuben. Also igelte ich mich total ein und sah niemanden mehr. Ich nahm alles an Gewicht zu, was ich bisher verloren hatte und noch mehr. Es war mir einfach alles scheißegal. Ich war am Boden und auf der Suche nach einem Warum blieb ich liegen, denn das gab es nicht. Erst als ich erfuhr, dass ich vorbehaltlich wieder würde arbeiten kommen können, sollte das Leben weitergehen. Meine Leidenschaft für diesen eigentlich tollen Beruf konnte ich jedoch für lange Zeit nicht wieder finden und das Herzblut, welches ich früher hineingesteckt habe, ist für immer verloren.

Was das alles mit meiner Quasi-Recovery zu tun hat? Ich war jetzt wieder schwereren Fußes unterwegs und schaffte es nicht mehr, zu meiner Strategie mit den geplanten Essgelagen zurückzukehren. Mit meinem zerstörten Berufsalltag sind auch die Strukturen meiner Essstörung zunichte gemacht worden. Ich schaffte es zwar, hin und wieder etwas abzunehmen, aber die unkontrollierten Fressattacken kehrten immer wieder zurück. Mein Nervenkostüm war durch die Suspendierung und die damit verbundenen Ängste so seiden geworden, dass ich kaum mehr Resilienz aufwies. Ich versuchte, in dem Wissen, dass alle Augen auf mich gerichtet waren und mich täglich neue Schreckensgerüchte über geplante Maßnahmen der Ermittlungsbehörde erwarteten, auf der Arbeit wieder Fuß zu fassen. Im selben Zeitraum wurde auch noch mein Girokonto gehackt und um knapp 5000 Euro erleichtert, was mich zusätzlich unresistenter gegenüber Stresssituationen machte. Bei der kleinsten Kleinigkeit war ich dem Nervenzusammenbruch nahe. Mein Gewicht pendelte wieder auf und ab wie ein Jojo und so sehr ich mich auch bemühte, zu meinem alten Plan zurückzukehren, gelingen wollte es mir zum Verrecken nicht. Ich brauchte in dieser Zeit das Essen, um mich halbwegs über Wasser zu halten. Mein scheinbares Unvermögen warf mich mental zurück in die Verzweiflung und Selbstverurteilung. Dabei war ich es so leid, mich ewig zu verachten, zu hassen, zu maßregeln, zu erniedrigen. Gelitten hatte ich weiß Gott genug und ich wollte wirklich glücklich sein. Ich stand vor der Herausforderung, mein Leben endlich in allen Bereichen in den Griff zu kriegen. Nicht in Form einer Scheinheiligkeit, die mir sämtliche Lebensfreude nimmt und nur das Essen als Höhepunkt bereithält. Ich wollte meine zwanghaften Gewohnheiten mit harter Arbeit loswerden, wie man einen bissigen Hund Stück für Stück die Treppe runterprügelt. Ich war nicht länger hungrig auf Nahrung, sondern auf das Leben und das wollte ich mit allen Sinnen erfahren. Ich wollte mir den Arsch aufreißen und alles dafür tun. Und zwar dieses Mal richtig.

There is nothing stronger than a woman who has rebuilt herself.

– Hannah Gadsby –

Die echte Recovery

Ich bin nur ein Mensch. Auch wenn ich meinen Horizont für sehr weit halte, ist dieser begrenzt, wie der aller Menschen. Ich kann meilenweit danebenliegen mit folgendem Gedanken, doch in meiner Sphäre stelle ich mir eine Essstörung als am schwierigsten zu bewältigende Sucht vor. Essstörungen werden offiziell den verhaltensgebundenen Süchten zugeordnet und fallen nicht in die Kategorie der stoffgebundenen Süchte. Trotzdem hatte ich im Laufe meiner Suchtkarriere oft das Gefühl, stoffgebunden zu sein. Ich hing am Essen wie der Alkoholiker an der Flasche. Grundsätzlich ist es möglich, Nahrung gemäßigt zu konsumieren. So verhält es sich auch mit Alkohol. Prinzipiell ist es auch im Bereich des Möglichen, Cannabis, Kokain oder Tabak in einem Maße zu sich zu nehmen, welches dem Körper keinen nennenswerten Schaden zufügt. Keine dieser Substanzen sind überlebensnotwendig. Zucker, und dabei spreche ich vom weißen Industriezucker, ist ebenfalls nicht überlebensnotwendig. Nicht einmal Kohlenhydrate sind das, wobei sie bei Athleten sehr leistungssteigernd wirken können und einige Prozesse im Körper vereinfachen. Zucker kann dem Körper massive Schäden wie Diabetes, Karies und Herzprobleme zufügen. Zucker führt bei einem Totalverzicht von jetzt auf gleich bei einigen Menschen sogar zu Kopfschmerzen oder Zittern, was typische Anzeichen eines körperlichen

Entzuges sind. Obwohl wir wissen, dass Zucker in Massen ungesund ist, ist es machbar, diesen in geringem Maße ohne Folgeschäden zu sich zu nehmen. Wo ist also der Unterschied zwischen einem Überkonsum oder womöglich einer Sucht nach Alkohol, Betäubungsmitteln, Tabak und Zucker? Ich sehe keinen. Ich bin mir sehr sicher, dass es für mich genau so schwierig ist, einer Tafel Schokolade zu entsagen wie einem Alkoholkranken dem Schnaps. Ich bin der Meinung, dass Essstörungen, bei denen man mit Essattacken zu kämpfen hat, den stoffgebundenen Süchten zuzuordnen sind. Der Unterschied zu allen anderen stoffgebundenen Süchten ist der, dass wir zwangsläufig mit der "Droge" Essen konfrontiert werden. Um wieder auf das Beispiel des Alkoholkranken zurückzukommen, kann dieser Alkohol im Alltag sehr viel leichter meiden. Der Schnaps wird aus dem Hause verbannt und auf Events nichts Alkoholisches zu trinken ist sehr viel leichter, als nichts zu essen. Allerdings muss der Mensch Essen zuführen, meistens dreimal täglich, um gesund zu bleiben. Während für einen Alkoholiker ein Glas Schnaps zum Rückfall führen kann, vermag es bei einem Essgestörten jede einzelne Schale Müsli, jedes Stückchen Brot, sogar ein Apfel. Was ich damit sagen will: Die Vermeidungsstrategie ist für einen Essgestörten unmöglich. Ein Alkoholiker kann es ein Leben lang vermeiden, Alkohol zu sich zu nehmen. Die Nahrungsaufnahme kann leider nicht ein Leben lang vermieden wer-

den. Anstatt das Suchtmittel aus unserem Leben zu verbannen, müssen wir es in unser Leben integrieren und uns mäßigen, ohne die krankhafte Kontrolle überhand nehmen zu lassen. Wir dürfen dem inneren Monster kein Gehör schenken. Es ist gewiss, dass es sich ab und zu meldet, denn eine Essstörung wird man nicht zu 100 % los. Wir müssen uns damit auseinandersetzen, normal und frei zu essen, ohne ins genusslose Fressen zu verfallen, Tag für Tag. Klingt schwierig? Ist es auch. Deshalb kann ich jedem gratulieren, der es irgendwie schafft, mit der Krankheit zu leben.
Als ich beschloss, die Krankheit endgültig ziehen zu lassen, war mein Ansporn sehr groß. Ich hatte ein gewisses Nachholbedürfnis nach all dem, was ich die letzten Jahre verpasst hatte. Ich wollte grenzenlose Freiheit und meine innere Zufriedenheit in die Welt hinausschreien. Ich wollte nicht irgendwann mit 60 aufwachen und mich fragen, warum ich die letzten 40 Jahre nichts Großartiges gemacht hatte, außer mich zu meinen tröstlichen Fressanfällen zurückzuziehen. Ich wollte andere mit meiner inneren Stärke inspirieren und mit meiner guten Laune anstecken. Außerdem hatte ich mich seit langer Zeit wieder ernsthaft verliebt und es mir in den Kopf gesetzt, es dieses Mal nicht zu vermasseln. Wie extrem umfassend in Bezug auf mein ganzes Leben die Heilung ablaufen sollte und dass ich mich dabei um 180 Grad würde drehen müssen, war mir im Vorfeld nicht bewusst. Ich erkenne

mich im positiven Sinne nicht wieder, wenn ich fünf Jahre zurückblicke. Man kann sagen, dass die Essstörung nur Symptom einer ganzheitlich gestörten Persönlichkeit ist, die wieder auf Trab gebracht werden musste.
Wie bereits erwähnt, habe ich erfolglos, aber nicht sinnlos, zwei Therapien hinter mich gebracht. Erfolglos deshalb, weil sich meine Erwartungshaltung, im Anschluss an die Therapie von der Sucht befreit zu sein, nicht erfüllt hat. Sinnlos waren die Therapien jedoch nicht, da mir bewusst wurde, dass wir unsere Vergangenheit nicht abstreifen können, weil wir sie jederzeit in uns tragen. Ich lernte, dass vergangene Erfahrungen unser Handeln im Hier und Jetzt bestimmen. Wenn wir uns der Schlüsselmomente unserer Kindheit, welche uns Wunden zugefügt haben, nicht bewusst sind, werden wir immer im Dunkeln tappen und uns selbst nie verstehen. Wir werden uns wundern, warum alles, was wir anpacken, immer schiefläuft. Zu 99 % liegt das nicht am missgünstigen Kollegen, nervigen Nachbarn oder unfähigen Liebespartnern, sondern an uns selbst und unseren Umgang mit unseren Gedanken, Gefühlen und folglich unserer Wahrnehmung der Umwelt. Natürlich gibt es auch krasse Schlüsselmomente im Erwachsenenalter, welche aufgearbeitet werden müssen, doch meistens sind diese Momente emotional deckungsgleich mit den kindheitlichen Erfahrungen, welche den Ursprung allen Übels ausmachen. Kindheitswunden sind unfassbar mächtig und

wenn diese jemand aufreißt, tut es jedes Mal genauso weh wie früher. Um den Kampf gegen die Krankheit aufzunehmen, muss man demnach bei sich selbst beginnen und die Wurzel anpacken. Alles andere ist vorerst Zeitverschwendung in Form von Symptombekämpfung, um die man sich später kümmern sollte.

Wenn du dich also an all deine Schlüsselmomente erinnerst, diese noch einmal durchlebst und vielleicht schriftlich festgehalten hast, solltest du dich mit den Emotionen und negativen Glaubenssätzen beschäftigen, welche diese in dir verankert haben. Für mich war die Ablehnung und Herabwürdigung durch meinen Vater extrem charakterbildend. Ich war der festen Überzeugung, keinen Wert zu haben und anderen Menschen eher zur Last zu fallen, als in irgendeiner Form eine Bereicherung darzustellen. Prinzipiell fühlte ich mich eher melancholisch als leicht und unbeschwert. Obwohl mir dies nie so bewusst war, trug ich diese innere Haltung durch meinen Alltag und bestimmte dadurch den Ablauf meines Lebens, weil ich viele Reaktionen und Lebenslagen schlicht und ergreifend negativer bewertete, als diese sehr wahrscheinlich tatsächlich auftraten. Wenn jemand einen dummen Kommentar machte, bezog ich das auf meine Unzulänglichkeit. War jemand genervt, war das sicher meine Schuld. Wurde ich auf einen Fehler hingewiesen, schämte ich mich in Grund und Boden. In lustigen Runden, bei denen ich nicht sonderlich viele Leute kannte, traute ich mich kaum, den Mund aufzumachen, weil ich glaubte, sowieso nicht akzeptiert zu werden. Und alles nur, weil stets die Ablehnung meines Vaters in mir präsent war, ohne dass ich mir dessen bewusst war. All diese Menschen konnten um meine Narben nicht wissen und wollten mich garantiert nicht verletzen. Ich habe nur geglaubt, dass sie das wollten und war jedes Mal so tief verletzt wie mein sechsjähriges Selbst, das niemals genug war. Wirklich traurig, denn diese Steine lassen sich ganz einfach dadurch aus dem Weg räumen, dass man 1. Bewusstsein über seine Wunden schafft und 2. sich aus der kindlichen Verletztheit herausholt und eine etwas objektivere Sicht auf die Dinge gewinnt. Das kann und sollte man üben. Sich aus dem Bewusstsein über seine Wunden heraus aus sich selbst zurückziehen und den sachlich nüchternen Beobachter von außen spielen. Es zählen nur knallharte Fakten und keine ureigenen Interpretationen des Verhaltens anderer. Und plötzlich wird einem klar, dass die Verhältnisse gar nicht so schlimm liegen, wie sie scheinbar liegen und dass es keinen Grund für kleinliche Ängste gibt. Das Gefühl von Ablehnung kreieren wir ganz oft selbst in uns, weil wir es zulassen und das Verhalten unseres Gegenüber eher negativ auf uns bezogen bewerten. Man sollte auch begreifen, dass man nicht das Zentrum des Sonnensystems und aller Aufmerksamkeit darstellt, sondern dass jeder in seiner eigenen Welt lebt und sich selbst am meisten Aufmerksamkeit schenkt.

Das tun aber niemals andere. Soll heißen, dass wir negatives Verhalten nicht immer auf uns beziehen müssen. Vielleicht hat die Kassiererin einfach einen stressigen Tag und ist deshalb so unfreundlich. Sollte es aber wirklich so sein, dass dich, jegliche Spekulation außen vor, jemand nicht leiden kann – was soll's? Es kann dich schließlich nicht jeder mögen. Was Hinz und Kunz von einem denken, spielt keine Rolle für dein Leben. Wichtig ist, was sich zwischen deinem Herzen und den Herzen deiner Lieben abspielt. Alles andere ist keinen Gedanken wert. Wenn sich jemand das Maul zerreißen will, tut er es auch ohne dein Zutun. Die ständige Sorge um die Meinung der Leute frisst die Seele auf und verschwendet deine kostbare Zeit. Also sei du selbst, gib einen Scheiß auf die Meinung unwichtiger Menschen und mach dein Ding. Mit dieser Einstellung sind schon mal ganz viele Trigger und somit Gefahren für Rückfälle aus der Welt geschaffen.

Wenn es irgendwie funktioniert, bereinige deine Vergangenheit mit deiner Schlüsselperson. Wenn es persönlich nicht geht, weil die Person schon verstorben ist, dann schließe in Gedanken so gut es geht Frieden. Es gibt nichts Aufwühlenderes, als ständig mit Groll an früher zurückzudenken. Die Sonnenseiten deiner Kindheit werden in den Hintergrund gedrängt und auch das Jetzt leidet unter deinem schnell hochkochenden Missmut. Dabei ist es viel gewinnbringender, einer schönen Kindheit mit

Abstrichen zu gedenken und das heutige Leben in Frieden zu führen. Wer will schon ein Leben, das ständig von den Geistern der Vergangenheit überschattet ist. Meine absolute Schlüsselperson ist mein Vater. Ich hatte gute zehn Jahre meines Lebens durchgängig keinen Kontakt zu ihm, weil ich ihn dafür gehasst habe, was er meiner Familie und mir im Speziellen angetan hat. Ich wollte ihn vergessen und aus meinem Herzen reißen. Stattdessen hat es mich jedes Mal zerrissen, wenn ich mir durch meine von ihm geprägten Glaubenssätze wertlos vorkam. Außerdem hatte ich tief in meiner Erinnerung ein Bild von einem liebevollen, lustigen Vater, den ich nach wie vor unendlich liebte. Meine erste Therapie hat mir das deutlich vor Augen geführt. Ich habe bitterlich geweint, als mir das bewusst geworden ist. Ich wusste nach dieser Sitzung, dass ich meinen Vater zur Rede stellen und Frieden mit ihm schließen musste, sonst würde ich mich auf ewig selbst hassen. Ich fuhr direkt im Anschluss an die Sitzung unter Tränen zur Wohnung meines Vaters. Ich wollte mit dem Gespräch nicht mehr warten und den Hass gegen ihn und mich keine Sekunde länger als nötig in mir tragen. Wenn ich wusste, dass etwas enorm wichtig war, habe ich es noch nie auf die lange Bank geschoben, sondern sofort getan.

Meinen Vater nach etwa zehn Jahren wieder zu sehen, war ein überwältigender Moment. Wenn er über meinen Besuch überrascht war, ließ er sich nichts anmerken. Wie selbstverständlich ließ er mich eintreten. Ich fühlte zwei Dinge: einerseits Erschrecken über seine heruntergekommene Erscheinung (jahrelanger Alkoholmissbrauch hatte seine Spuren hinterlassen) und andererseits Aufregung über das, was ich ihm nun sagen würde. Immer noch heulend presste ich stammelnd einige Erklärungsversuche, aber vor allem drei wichtige Worte heraus: Ich liebe dich. Als Gegenreaktion hatte ich mir zuvor einiges ausgemalt: Vielleicht würde mein Vater, übermannt von seinen Gefühlen, ebenfalls in Tränen ausbrechen und mich in Bekundung seiner väterlichen Liebe in die Arme schließen. Vielleicht würde endlich die Entschuldigung kommen, auf die ich so lange gewartet hatte. Oder vielleicht würde er mir einen Neuanfang vorschlagen. Ich hätte einiges erwartet nach so langer Zeit und meinen Worten bedingungsloser Liebe, die ich ihm ganz bewusst ohne Vorwürfe entgegengeschleudert hatte. Doch keine meiner Wunschvorstellungen sollte eintreten. Mein Vater gab sich relativ emotionslos. Er überging mein Liebesgeständnis vollkommen. Er stritt nach wie vor ab, ein Alkoholproblem zu haben und Hilfe zu benötigen. Dass er und ich keinen Kontakt gehabt hatten, hätte ich meiner Mutter zu verdanken, die ihn hängen gelassen habe. Ich spürte kurz Wut in mir aufkommen, dass er die Bedeutungsschwere des Momentes nicht erfasste und nur mit Schuldzuweisungen an meine Mutter daherkam. Doch ich war in Frieden gekommen und wollte nicht wütend sein. Ich umarmte ihn zum Abschied, ob er wollte oder nicht, und ging meines Weges. Ich hatte ihm meine Botschaft überbracht und auch wenn die nicht angekommen war, war meinerseits alles gesagt. Ich würde am Grabe meines Vaters nicht bereuen, etwas Wichtiges unausgesprochen gelassen zu haben. In den darauf folgenden Jahren näherten mein Vater und ich uns immer mal wieder mehr schlecht als recht einander an. Die Gespräche waren zäh und ohne Tiefgang. Er verstand mich selten und interessierte sich wenig für meinen Lebenswandel. Auch wenn ich mir alle Mühe gab, ihn kennenzulernen, musste ich feststellen, dass bei uns keine gemeinsame Basis vorhanden war. So was lässt sich nicht aus dem Nichts wieder aufbauen. Zudem war er oft nicht gesellschaftstauglich, weil er ab spätestens Nachmittag zu trinken anfing. Ich habe auch heute noch keinen nennenswerten Kontakt zu meinem Vater. Wir telefonieren alle Jubeljahre, wenn er mir eine polizeirechtliche Frage stellen will oder ich sein handwerkliches Geschick brauche. Wenn es hart auf hart kommen würde, wäre er vermutlich im Rahmen seiner beschränkten Möglichkeiten für mich da; aufgrund seiner emotionalen Verkümmerung wahrscheinlich eher finanziell als alles Anderweitige. Wenn er irgendwann die Bewältigung seiner Sucht angehen würde, wäre ich die Erste, die ihn mit offenen Armen empfängt. Doch ehrlich gesagt rechne ich nicht damit, dass es so weit kommt. Er ist nicht reflektiert genug und hat sich sein

Leben so eingerichtet, dass es für ihn passt. Er ist ein merkwürdiger alter Eigenbrötler, mein Vater. Und trotzdem liebe ich ihn auf eine ursprüngliche Weise und habe meinen Frieden mit ihm geschlossen. Es ging mir nie primär darum, eine innige Beziehung zu ihm aufzubauen. Auch wenn das schön gewesen wäre, habe ich akzeptiert, dass es einfach nicht sein sollte. Doch mein Ziel, meine innere Einstellung ihm gegenüber zu verändern, habe ich erreicht. Er ist nicht länger der Schreckensherrscher meiner Kindheit, sondern nur noch ein tief unglücklicher Mann, der nicht wusste, wohin mit seiner Trauer und diese gegen die Familie gerichtet hat. Man könnte beinahe Mitleid mit ihm haben, wenn die Folgen nicht so tragisch wären. Nach einer Aussprache muss nicht immer die große Versöhnung folgen. Es muss nicht einmal eine gegenseitige Übereinkunft folgen. Wichtig ist, dass du gedanklich mit deiner Schlüsselperson abschließen kannst. Das Gespräch mit meinem Vater war genau das: Ein Abschluss meiner verbitterten, wuterfüllten Gedanken an ihn. Heute denke ich sogar gern an sein früheres Selbst zurück. An den Vater, den ich kennengelernt habe. Und an den jetzigen Vater, der mir manchmal auf seine unbeholfene Art zeigt, dass er mich liebt. Seitdem hatte ich wegen der Gedanken an meinen Vater keinen einzigen Rückfall mehr.

Rückfälle. Ein leidiges Thema. Um aus einer Essstörung ernsthaft auszusteigen, braucht es Mut, und zwar viele

Male aufs Neue, weil man mit Sicherheit von so einigen Rückfällen geplagt wird. Man kann nicht sofort alles auf einmal verändern und immer dabei bleiben. Erinnere dich an die eingespeicherten Pfade im Gehirn, die erst nach und nach überschrieben werden müssen. So was braucht Zeit und ist nicht mit reiner Vernunft und Disziplin zu lösen. Die Heilung der Psyche verläuft niemals linear. Man stellt sich zu Beginn seine Recovery irrtümlicherweise versinnbildlicht in einem Schaubild als exponentiell ansteigende, gerade Linie vor. In Wahrheit würde sich das Recovery-Schaubild als tendenziell zwar aufwärts steigende, aber total krakelige Linie mit Auf und Abs, wirren Kringeln und zahlreichen Ausreißern darstellen. Es kommt nicht selten vor, dass du einen Schritt zurück machen musst, um zwei voranzukommen. Auch wenn du insgeheim hoffst, ab Tag X aufgrund von Erkenntnis Y niemals wieder einen Rückfall zu haben, sollte dich die Erfahrung gelehrt haben, dass es immer ein weiteres Mal gibt. Irgendwann wird es bestimmt der letzte Essanfall gewesen sein, aber so lange Essen für dich ein größeres Thema ist, als es sein sollte, sind Rückfälle so sicher wie das Amen in der Kirche. Dabei nicht den Mut zu verlieren, kostet viel Kraft und gelingt nur, wenn man seine Perspektive verändert. Ab jetzt sind Rückfälle nicht länger einem Scheitern gleichzusetzen, sondern ein neuer, lehrreicher Anschubser für das mutige Stehaufmännchen, welches in diesem Moment versteht: Etwas ist falsch ge-

laufen und hat mich dazu gebracht, meine alten Muster zu wiederholen. Was kann das gewesen sein? Welche Situation, welcher Gedanke hat mich getriggert und meine alten Wunden aufgerissen? Wie kann ich meine Gedanken in Zukunft verändern und meine Reaktion auf diese Schwierigkeiten, die zum Leben dazugehören, anders gestalten? Und ganz wichtig: nicht aufgeben, alles hinschmeißen und in Schwarz-Weiß-Denken verfallen. Einen Rückfall bei einer vorübergehend einmaligen Sache zu belassen, anstatt in wochenlanges Fressen zu verfallen, weil jetzt eh alles egal ist, gehört zur Heilung dazu. Ebenso gehört es dazu, sich nicht länger selbst zu verurteilen, wenn man mehr gegessen hat, als einem lieb ist. Sei nicht sauer auf dich, denn dass dein Weg nicht einfach ist, hast du sicher längst begriffen. Wut ist hier der falsche Ansatz. Probiere es mal damit, mit Stolz auf die bisherigen Meilensteine deiner Suchtgeschichte zurückzublicken und dich mit Liebe zu behandeln.
Selbstliebe ist hier angesagt. Ich begann damit, meine Rückfälle nicht mehr als niederschmetternde Katastrophe zu betrachten, sondern als den zuvor beschriebenen Denkanstoß, welcher mich meiner inneren Welt noch näher brachte. Dadurch fiel es mir viel leichter, mich nicht länger zu hassen. Stattdessen merkte ich, dass sich Gutes tun tatsächlich guttut. Wie banal, aber ich habe immer geglaubt, dass sich Gutes tun verschwendete Zeit wäre und dass ich es ganz besonders in Zeiten eines Ess-

anfalls nicht verdient habe. Aber wenn ich mir Ruhe nehme, mich mit einem guten Buch zurücklehne, einen wunderbaren Spaziergang in der Natur mache, ein heißes Bad einlasse oder mich mit einem guten Freund unterhalte, tut das so verdammt gut, dass ich mich sehr wertgeschätzt fühle. Auch wenn sich in meinem Magen zehn Tagesrationen für Marschsoldaten befinden. Ich möchte auch auf die liebevolle Selbstberührung zu sprechen kommen. Wenn man jeden Zentimeter seines Körpers ablehnt, will man von anderen unter keinen Umständen berührt werden; aber noch nicht einmal von sich selbst. Ich habe mich in Phasen, in welchen ich viele Essanfälle hatte, so wenig wie möglich berühren lassen, selbst berührt und folglich weniger gepflegt. Dadurch fühlte ich mich noch widerlicher und wertloser. Irgendwann überwand ich diesen Widerstand und setzte meine körperliche Pflege trotz Essattacken insbesondere in Form von Eincremen fort. Ich ließ mir Zeit dabei und mochte es, mich liebevoll und achtsam zu berühren, obwohl mein Körper so geschunden war. Danach fühlte ich mich gleich viel frischer und sauberer, aber vor allem war die Berührung ein Ausdruck für die Annahme meines Körpers in diesem doch so unbehaglichen Gefühlszustand und dieses simple Eincremen hat mein Denken über meinen Körper positiv beeinflusst. Es war mir schlicht und ergreifend nicht möglich, beim Eincremen schlecht über mich zu denken.
Es ist sehr hilfreich, achtsam zu bleiben bei dir und dei-

nen Gefühlen. Wenn man sich bewusst ist darüber, wie man handelt und warum man Dinge fühlt, ist es praktisch unmöglich, in einen Essanfall zu verfallen. Das Fressen ist etwas Unbewusstes, bei dem man sich ferngesteuert fühlt. Bleibst du jedoch achtsam bei dir, bist du derjenige, der dich steuert. Auch Achtsamkeit kann man üben. Es gibt verschiedene Übungen, wie zum Beispiel bewusst auf Blumen oder Tiere beim Spazierengehen zu achten und sich die Details einzuprägen. Besonders geholfen haben mir Yoga und Meditation. Auch wenn beides mittlerweile beinahe zum Trend geworden ist, handelt es sich um antike Praktiken, die sich nicht umsonst über die Jahrtausende in der Menschheit gehalten haben. Yoga und Meditation bringen Ruhe, Kraft, Entschleunigung und dich ins Spüren. Es lohnt sich, das auszuprobieren. Ich kann weiterhin empfehlen, ein Dankbarkeitstagebuch zu führen. Drei Minuten pro Tag kann jeder erübrigen, um ein paar Punkte aufzulisten, die einem Freude bereitet haben. Dies führt einem jeden Tag das vor Augen, wofür man dankbar sein kann. Man sollte sich darüber bewusst werden, dass nichts selbstverständlich ist in unserem Leben. Nicht jeder Mensch hat Zugang zu ausreichend Nahrung und Wasser, ein Dach über den Kopf oder ein gemütliches Bett. Allein dafür kann man jeden Tag dankbar sein, aber ich bin mir sicher, es fallen dir noch mehr Sachen ein. Es mag vielleicht paradox klingen, aber man kann sogar dankbar sein für die Erfahrung der Essstörung, die einem zuteilwurde. Ohne die Essstörung wäre ich wahrscheinlich nie dazu gezwungen gewesen, mich mit mir selbst auseinanderzusetzen. Vermutlich hätte ich andere Strategien gewählt, um im Leben zurechtzukommen. Vielleicht hätte ich Gefühle stets verdrängt oder hätte ein Aggressionsproblem. Wer weiß das schon. Meine Krankheit hat mir auf zweierlei Arten intensive Erfahrungen beschert: Auf der einen Seite die Verzweiflung darüber, am Boden zerstört zu sein und auf der anderen Seite die Kraft, jedes Mal wieder aufzustehen. Die Gefühlsebenen, die ich dabei durchlebt habe, decken alle Töne des Farbspektrums ab und ich bin irgendwie froh, dass ich nahezu sämtliche Höhen und Tiefen menschlichen Seins kennenlernen durfte. Dadurch bin ich gewachsen und zu dem Menschen geworden, der ich heute bin. Wenn mein steiniger Weg dazu notwendig war, dann war es wohl anstrengend, aber mehr als profitabel. Ich glaube kaum, dass es noch viel gibt, was mich vollkommen von den Socken haut. Und wenn doch, weiß ich genau, wie ich wieder aufstehen kann.

Es ist elementar bedeutsam, sich als Genesender nicht länger mit der Essstörung zu identifizieren. Du bist so viel mehr als das. Es ist an der Zeit, die Hassliebe zur Krankheit aufzulösen und vollständig loszulassen. Da die Krankheit ein treuer Weggefährte war und dir in deinen dunkelsten Zeiten auch Trost gespendet hat, ist es sehr schwierig, die Verbindung zu kappen. Du weißt nicht, was du statt des Fressens tun sollst, wenn du überfordert bist. Du weißt nicht, wer du eigentlich bist, wenn die Sucht wegfällt. Was macht dir Spaß, was verschafft dir Befriedigung, mit welchen Menschen willst du dich abgeben, wo willst du leben, was sind deine Normen und Werte … Wenn du gesund werden willst, musst du dir eine Menge Fragen stellen und die Antworten suchen. Im Grunde habe ich mich wirklich schlecht gekannt, bevor ich die echte Heilung in Angriff nahm. Ich habe im Laufe meiner Genesung mein Leben komplett umgekrempelt. Kontakt zu Energie- und Nervenräubern habe ich rigoros abgebrochen. Ich bin in eine ländliche Umgebung gezogen, weil ich das immer schon schöner fand als die laute Enge der Stadt. Stress generell habe ich stark reduziert, indem ich weniger Termine und Verpflichtungen arrangiere. Ich musste herausfinden, welche Hobbys mir wirklich Spaß machen. Ich bin davon überzeugt, dass man nur glücklich mit anderen sein kann, insbesondere glücklich in einer Beziehung, wenn man das glückliche Alleinsein gelernt hat. Andernfalls erwartet man von dem Partner, dass dieser die eigenen Bedürfnisse stillt, bis es irgendwann zum Zerwürfnis kommt. Denn kein Mensch dieser Welt kann die Leere eines anderen stopfen und das tiefe Bedürfnis nach Selbstakzeptanz und -liebe stillen. Das erwarten wir aber oft fälschlicherweise von unserem Umfeld. Also entschied ich mich dafür, mich selbst in Gänze anzunehmen und nie wieder zu verurteilen. Ich erlaubte mir, Fehler zu machen, um daraus zu lernen. Ich entschied, einfach ohne irgendein besonderes Zutun einfach durch mein Dasein wertvoll zu sein und meinen Wert nicht an irgendwelchen Faktoren zu messen. Erst recht nicht an etwas so Fadenscheinigem wie an meinem Gewicht. Ich beschäftigte mich mit Spiritualität für die innere Ausgeglichenheit und mit philosophischen Texten, um mir eigene Moralvorstellungen und ein Wertesystem zu errichten. Denn vorher hatte ich eher eine Plan- und Ziellosigkeit inne, weil ich mir nichts in Ehren hielt und mir somit komplett die Orientierung fehlte. Ich verschob mein Ziel von der körperlich besten Version meiner Selbst zur charakterlich besten Version meiner Selbst zu werden. Ich wollte ein richtig guter Mensch werden und mich ein Leben lang in Richtung Weisheit weiterentwickeln. Um das zu verwirklichen, musste ich die wichtige Fähigkeit der Selbstbeobachtung erlernen, welche ich über die Jahre ausgebaut habe. Wenn man etwas erlebt hat, egal ob zufriedenstellend oder nicht, sollte man dazu in der Lage sein, sich aus der eigenen Welt der Emotionen zurückzuziehen und sich sein Handeln objektiv zu reflektieren. Dabei wird deutlich, was man gut gemacht hat und in welchen Bereichen Defizite vorhanden sind. Fehler sollen nicht streng gesucht, sondern mit Milde angenommen werden. Dadurch kann man sich stetig verbessern und zu einem guten Charakter gelangen. Dazu gehörte auch, nicht länger vor meinen Angehörigen ein

Lügenkonstrukt zu errichten, um die Essstörung zu verschleiern. Dafür habe ich zwar mehrere Anläufe gebraucht, aber ich bin heute von Grund auf offen zu nahestehenden Menschen und verstecke nichts mehr. Dadurch haben sich auch meine Beziehungen verbessert. Bei Streitigkeiten scheue ich Konflikte nicht, denn das kann dazu führen, dass man buchstäblich die Wut in sich hineinfrisst, wo wir wieder bei unserem Problem wären. Viel besser ist es, klärende Gespräche zu suchen, bis das Thema vom Tisch ist. Von den Erfahrungen anderer Essgestörter, die ich entweder persönlich kannte oder im Internet fand, konnte ich profitieren. Denn man muss das Rad nicht immer neu erfinden. Ich lernte, dass dies mein Leben ist und ich niemandem Rechenschaft schuldig bin außer mir selbst. Ich muss nicht andere, sondern mich selbst glücklich machen. Nur wenn du dich an die erste Stelle deines Lebens setzt, bist du dazu in der Lage, von ganzem Herzen auch mal zurückzustecken und anderen Gutes zu tun. Denn wer viel empfängt, gibt gerne. Wahres Glück kommt von innen, niemals von außen. Und Glück ist eine Entscheidung zu dieser Lebenseinstellung, weil Glück nicht von äußeren Faktoren abhängt. Klar kann einen ein neues Auto kurzfristig glücklich machen, aber eine langanhaltende, heitere Vergnügtheit ist eine Geisteshaltung; eine Aura, mit der man sich permanent selbst umgibt, weil man sich sie ausgesucht hat. Es ist alles eine Frage des persönlichen Fokus. Ich kann jeden

Tag grottenschlechter Laune sein, weil das Wetter mies ist, der Wecker zu früh geklingelt hat oder ich einen speckigen Bauch habe. Oder ich genieße den erfrischenden Regen, finde Frieden in der morgendlichen Ruhe und lobe meinen weiblichen Körper, der so viel für mich tut. Man fühlt sich großartig, lediglich indem man sich dazu entscheidet, sich großartig zu fühlen. Kein Ereignis, kein Wesen, kein Ding ist an sich gut oder schlecht. Erst unsere Bewertung macht es dazu. Wenn wir unser Mindset im Griff haben und uns darüber bewusst sind, dass wir aktiv darüber entscheiden können, wie wir Dinge bewerten und ob wir aus allem einen Gewinn ziehen können, sind wir unser eigener Meister und werden nicht mehr von äußeren Umständen kontrolliert. Leid gehört unweigerlich zum Leben dazu und wenn es ein Bestandteil des Lebens ist, muss das Leid einen Sinn haben. Meistens begreifen wir diesen erst im Nachhinein. Der berühmte Psychologe Viktor Frankl hat sich eingehend mit der Sinnsuche im Leid beschäftigt. Seine Lektüre kann ich jedem wärmstens empfehlen. Jedes Leiden erfüllt einen Zweck. Wenn es nicht der ist, dass ein anderer von unserem Leid profitiert, so profitieren zumindest wir selbst durch einen unbiegsamen Charakter, der daraus resultieren kann, wenn wir es zulassen. Wenn wir mit gutem Beispiel vorangehen und das Leid als das akzeptieren, was es ist, nämlich ein fester Bestandteil des Lebens, sind wir dazu in der Lage, unsere Last erhobenen Hauptes zu tragen und ein gutes Beispiel für die gesamte Menschheit abzugeben, an dem sich andere orientieren können. Wenn wir es gerade nicht gut getroffen haben im Leben, hilft kein Jammern, sondern ein starkes Ertragen, ein Perspektivwechsel und das Wissen darum, mit gutem Beispiel voranzugehen und für andere ein Vorbild zu sein. Wir müssen lediglich unser Denken in die richtige Richtung steuern. Dann können wir nicht nur alles ertragen, sondern uns auch über alles freuen und Leid wie Freud willkommen heißen. Es ist tatsächlich so einfach und einmal in diesem Modus, kann man immer wieder zurückkehren, selbst wenn man mal hinausfallen sollte. Das Leben ist ein Geschenk und man sollte keine Sekunde davon mit unnötigem Ärger verschwenden. Den Schmerz mit stoischer Ruhe ertragen und daran innerlich wachsen. Eine Portion Schönheit, Frieden und Glück in allem sehen und dadurch Freude erlangen. Nichts vermeiden, sondern alles als wertneutrales Lebenselement annehmen. Das ist Lebenskunst.

Erinnern wir uns noch mal an den Binge Guilt Cycle. Wir müssen diesen Kreislauf an mehreren Stellen durchbrechen, um ihn ein für alle Mal zu beseitigen. Ich für meinen Teil konnte zuerst das Scham- und Schuldgefühl nach den Essattacken ablegen. Aber obwohl ich mit mir und meinem Leben zufrieden war wie lange nicht mehr und meine Persönlichkeitsentwicklung auf einem Höhenflug war, konnte ich das gelegentliche Fressen nicht sein lassen. Ich fühlte mich psychisch nicht mehr schlecht deswegen und ich sagte Verabredungen nicht mehr ab, weil ich einen Essanfall gehabt hatte. Die Essgelage fielen außerdem längst nicht mehr so groß aus wie zu früheren Zeiten. Es war immer noch viel Essen, aber nicht mehr der Wochenverbrauch einer ganzen Familie. Zudem merkte ich, dass mich das Essen nicht mehr in der Form erfüllte, wie es früher der Fall gewesen war. Ich spürte immer mehr, dass ich die Essanfälle mental nicht mehr brauchte. Und trotzdem kamen sie mehr oder weniger regelmäßig vor und ich stellte mir lange Zeit die Frage, warum eigentlich. Bis ich den Binge Guilt Cycle ein weiteres Mal eingehend studierte. Mir fiel auf, dass ich in meiner Quasi-Recovery und echten Recovery an einem entscheidenden Punkt noch nicht angesetzt hatte: die Kalorienrestriktion und Einschränkung von Lebensmitteln. Dabei hatte ich es schon so oft gelesen und von meinen Therapeuten gehört, dass eine zu starke Kalorienrestriktion, die Kontrolle des Essens und der Ausschluss bestimmter Lebensmittelgruppen zu Heißhunger führen kann. Dadurch, dass man sich in gewissen Zeiten vieles versagt, was einem schmeckt, baut sich Fressdruck auf, der sich letztendlich wieder in einem Fressanfall entlädt. Durch die zwanghafte Kontrolle seiner Nahrungsaufnahme hat man irgendwann das Gefühl, sich einmal so richtig gehen lassen zu müssen und kontrolllos dem Essen hinzugeben, um sich von der strengen Überwachung zu erholen. Ich hatte eine Riesenangst, meine Zwänge aufzugeben. Ich wusste nicht, was von mir übrig blieb, wenn ich die Krankheit aufgab. Ich hatte eine Heidenangst davor, für immer in diesem Kreislauf gefangen zu bleiben. Ich wollte nicht maßlos zunehmen, wenn ich mein Essen nicht mehr kontrollierte. Doch ich wusste, dass dies der letzte Schritt war, den ich zur Heilung gehen musste. Wenn ich wirklich frei sein wollte, musste ich jede Kontrolle abgeben. Also entsorgte ich meine Waage. Ich löschte meine Kalorien-Zähl-App. Ich zwang mich dazu, nicht bei jeder Mahlzeit trotzdem im Kopf auszurechnen, wie viele Kalorien ich wohl vor mir hatte. Ich verzichtete darauf, Sport zu machen, wenn mir nicht danach war. Ich löste meine Nahrungsmittelverbote auf und aß wieder alles. Ich benutzte die Küchenwaage nur noch, wenn ich einen Kuchen backen wollte und Mehl abwiegen musste. Es war extrem schwierig und ist es auch heute noch. Aber mit der Zeit merkte ich, dass es immer einfacher wurde, nach Hungergefühl zu essen und Kontrollgedanken kamen immer seltener auf.

Was aber kann man konkret tun, wenn sich Fressdruck aufbaut? Ein offenes Geheimnis ist, dass diesem nachzugeben nicht der einzige Weg ist. Wenn man wirklich körperlichen Hunger verspürt und gleichzeitig Essdruck, ist es keine Lösung zu hungern. Vielmehr sollte man etwas zu sich nehmen, was einen gut sättigt und die geschmacklichen Vorlieben trifft. Nachdem man satt ist, sollte sich der Fressdruck bereits gemindert haben. Von meinen Therapeuten wurden mir diverse geläufige Strategien vorgeschlagen, um dem Esswahn nicht nachzugeben. Hauptsächlich zentrieren diese Strategien Ablenkung. Ablenkung durch Freunde, die man im entscheidenden Moment anruft, um über angestaute Gefühle zu sprechen. Ablenkung durch Sport, welcher einen Dopaminausstoß bewirkt und ein positives Körpergefühl hervorruft. Ablenkung durch entspannendes Lesen. Ablenkung durch das Verlassen der kritischen Räumlichkeit, beispielsweise durch einen Spaziergang an der frischen Luft. Das alles ist schön und gut und hat seine Daseinsberechtigung, aber bei mir haben diese Methoden nie funktioniert, weil der Drang zu essen viel zu mächtig war, als dass ich ihn hätte wegspazieren oder wegtelefonieren können. Es musste etwas anderes her, das mich in eine ähnlich starke Selbstvergessenheit katapultieren, Glücksgefühle hervorrufen und in einen Zustand der vollkommenen Entspannung versetzen konnte, wie ein Essanfall. Irgendwann fiel es mir wie Schuppen von den Augen. Das Einzige, was das vermochte, war ein Orgasmus. Ich setzte also Selbstbefriedigung ein, um meinem Essdrang zu entkommen. Für mich war das der ekstatische Weg, der mich die Essattacken vergessen ließ.

Als ich mich dazu entschloss, in jeder Hinsicht offen mit meiner Krankheit umzugehen, war ich einerseits erstaunt und andererseits ergriffen von der Anteilnahme und dem

Verständnis, welches mir meine Familie und Freunde entgegenbrachten. Ehrlich gesagt hätte ich damit nicht gerechnet. Ich wurde mit so viel Liebe überschüttet, dass ich mich fragte, warum ich nicht schon längst meine Gefühle und Gedanken mitgeteilt hatte. Es ist so viel einfacher, ehrlich sagen zu können, wenn einem das Essen schwerfällt, als eine bescheuerte Geschichte zu erfinden. Ich wünschte, ich hätte diesen Schritt schon eher getan, denn es hat mich meinen Mitmenschen viel näher gebracht, als ich es je war. Mir wurde nicht einmal suggeriert, dass ich ein Tabu breche mit meinem Problem. Ich möchte in dem Zusammenhang noch auf einige Personen eingehen, denen in diesem Buch bisher zu wenig Dankbarkeit zuteilwurde. Meine Schwester Sophie hatte immer einen tollen Umgang mit mir und meiner Krankheit. Sie ist eher rational, lässt sich nicht zu Gefühlsduseleien hinreißen, dramatisiert nichts über und scheut sich nicht davor, mir knallhart ihre Meinung zu sagen. Manchmal muss ich von Sophie auf den Boden der Tatsachen zurückgeholt werden; vor allem dann, wenn ich in Selbstmitleid zu versinken drohe. Meine Freundin Lillie ist ein sehr fröhlicher Mensch, der mir immer gute Laune macht. Wenn ich bei Lillie bin, ist irgendwie alles gut. Ihre herzliche, lustige Art ist so ansteckend, dass ich alle Sorgen sofort vergesse. Mila, eine gute Freundin von mir aus der Jugendzeit, ist ein wunderbarer Mensch mit ganz viel Herz und Tiefgang. Wenn ich ihr ein Problem schildere, kann sie mir die perfekte Lösung präsentieren. Sie hat mich oft daran erinnert, nicht zu hart zu mir selbst zu sein und Zuversicht zu haben. Mit Anja und Ida verbindet mich sehr viel, das habe ich bereits erwähnt. Ohne meine liebe Mama wäre ich einfach nicht ich. All diese tollen Menschen haben mich intensiv auf meinem Weg begleitet und das wäre niemals gegangen, wenn ich mich nicht Stück für Stück offenbart hätte. Deshalb möchte ich jedem Mut machen, alles zu erzählen und nichts mehr im Verborgenen zu lassen. Dennoch hätte mich niemand gegen meinen Willen retten können. Niemand kann die Verantwortung für einen anderen Menschen übernehmen. So nahe meine Freunde und Familie mir auch standen, es waren letztendlich nur wertvolle Wegbegleiter. Ich musste mich selbst am Schopfe aus dem Sumpf herausziehen. Es musste bei mir klick machen und ich musste meinen Weg selbst gehen. Das konnte niemand für mich übernehmen.

Was hat sich für mich geändert, seit ich die Essstörung losgeworden bin? Ich habe ein völlig neues Lebensgefühl der Fülle entdeckt. Ich habe wieder ausreichend Energie für alle möglichen Aktivitäten, die mir Spaß machen, weil ich nicht mehr ständig hungere. Spontan mit Freunden ein Eis essen gehen oder spannende neue Restaurants ausprobieren sowie unbedacht Einladungen wahrnehmen ist für mich so viel wert. Ich habe verstanden, dass ich einfach ohne eine besondere Leistung erbracht zu haben, wertvoll und liebenswert bin. Seit ich mich nicht mehr selbst verurteile, kann ich auch andere Menschen nicht mehr so leicht verurteilen und bin viel offener und verschwenderischer mit Liebe und guter Laune. Ich habe den Mut, mein Leben selbst zu gestalten, Verantwortung für mein Handeln zu übernehmen und meinen eigenen Weg zu gehen, auch wenn dieser sich von der herrschenden Mehrheit unterscheidet. Ich mache alles in meinem eigenen Tempo und lasse mich nicht unter Druck setzen. Ich durfte feststellen, dass Attraktivität nicht von meinem Gewicht bestimmt wird, sondern von meiner Ausstrahlung. Seit ich mich gut fühle, bekomme ich am laufenden Band Komplimente, auch wenn ich so viel wiege, wie nie zuvor. Ironischerweise habe ich mich die ganze Zeit meiner Krankheit danach gesehnt, derart anerkannt zu sein. Jetzt, wo ich Anerkennung von außen kaum noch brauche, weil ich sie mir selbst gebe, kann ich mich fast nicht davor retten. Das was man ausstrahlt, zieht man an. Nicht das, wonach man aussieht. Sportliche Ziele habe ich nach wie vor, doch ich eifere diesen nicht mehr zwanghaft hinterher und sollte ich mal einen Tag mit Sport aussetzen, ist das kein Weltuntergang. Ich bin stolz auf meine Erkenntnisse, meine Art und Weise, das Leben wahrzunehmen und die Fähigkeit, mit mir selbst absolut zufrieden und alleine im Reinen zu sein. Angst vor dem Unbekannten habe ich nicht mehr, denn ich habe begriffen, dass ich die Freiheit habe, alles zu tun und zu lassen, was ich möchte. Die Grenzen setzen wir uns immer selbst und nur wir selbst können uns aus unseren Ketten befreien. Ich fühle mich absolut stark und weiß, dass mich nichts mehr brechen kann. Ich war bereits jahrelang gebrochen und habe es geschafft, mich selbst neu zu erschaffen. Was soll denn jetzt noch kommen, was mich niederschmettern könnte? Welches Hindernis könnte ich denn nicht überwinden? Was soll mich jetzt noch aufhalten? Ich bin neugierig auf alles, was das Leben zu bieten hat. Mein Leben führe ich in Freiheit, Glück und Fülle. Und ich kann wieder lachen, laut, wild und befreit, weil ich weiß, dass das Leben sowohl grausam als auch himmlisch ist. Leid und Freude gehören dazu und beides hat einen Sinn. Freude lässt einen erstrahlen und an Leid wachsen wir. Ohne das Eine gäbe es nicht das Andere. In seiner Gesamtheit ist unser Dasein wunderschön. Meinen Lebensmut kann mir niemand mehr nehmen. Ich bin bereit, alles in mir aufzunehmen, was auf mich zukommt. Allen Höhen und Tiefen fühle ich mich gewachsen. Mein Leben ist noch lange nicht vorbei. Mein richtiges, bewusstes Leben fängt gerade erst an. Wer einmal erwacht ist, kann die Augen nicht länger vor der Wahrheit verschließen.

Keiner von uns kommt lebend hier raus. Also hört auf, euch wie ein Andenken zu behandeln. Esst leckeres Essen. Spaziert in der Sonne. Springt ins Meer. Sagt die Wahrheit und tragt euer Herz auf der Zunge. Seid albern. Seid freundlich. Seid komisch. Für nichts anderes ist Zeit.

– Anthony Hopkins –